疾病自我管理丛书

好脑才有好人生
——脑血管病的防治

丛书顾问／匡培根　　丛书主编／张明群

主　　编／张小澍

编　　委／（以姓氏笔划为序）

王炎峰　史　洁　匡培根　关云谦

李永昌　李　源　张小澍　张明群

编辑单位／中国老教授协会医药专业委员会

心脑血管病防治专家委员会

中国社会出版社

图书在版编目（CIP）数据

好脑才有好人生：脑血管病的防治/张小澍主编．
—北京：中国社会出版社，2010．1
ISBN 978－7－5087－2945－9

Ⅰ．①好…　Ⅱ．①张…　Ⅲ．①脑血管疾病—防治
Ⅳ．①R743

中国版本图书馆 CIP 数据核字（2009）第 209633 号

丛书顾问：匡培根
丛　书　名：疾病自我管理丛书
丛书主编：张明群
书　　　名：好脑才有好人生——脑血管病的防治
主　　　编：张小澍
责任编辑：冯义龙

出版发行：中国社会出版社　邮政编码：100032
通联方法：北京市西城区二龙路甲 33 号新龙大厦
电　话：（010）66080300　（010）66083600
（010）66085300　（010）66063678
邮购部：（010）66060275　电传：（010）66051713
网　　　址：www. shcbs. com. cn
经　　　销：各地新华书店

印刷装订：北京京海印刷厂
开　　　本：145mm×210mm　1/32
印　　　张：5．625
字　　　数：85 千字
版　　　次：2010 年 1 月第 1 版
印　　　次：2013 年 10 月第 4 次印刷
定　　　价：10．00 元

序

在我国，心脑血管病已经超过癌症和感染性疾病，成为危害我国人民健康的头号杀手。在危及生命的疾病中，心血管病占60%，脑血管病占30%，其他占10%，尤其是随着我国经济的发展，生活方式的改变，心脑血管疾病的发病率有逐年增加及年轻化的趋势。据统计，我国1998年因心脑血管病死亡事件的人数是260万，目前是300万，也就是说心脑血管病每12秒就残害一个中国人的生命。目前我国高血压患者至少有2亿人，血脂异常患者也至少有2亿人，糖尿病患者4千万—6千万人；在50—70岁的中老年人中患高血压、血脂异常、糖尿病等，处于心脑血管病危险状态者高达70%，且还有攀升趋势。但患者对这些危险因素的知晓率、治疗率和控制率都很低。同时超重、肥胖人群超过2亿人，甚至在中小学生中肥胖、超重者也越来越多。中国还有吸烟者3.2亿人，这些众多的危险因素是中国心脑血管病高发病、致残、致死率的基础。

值得庆幸的是，70%—80%心脑血管病是可防可控的。其关键在于改变不健康的生活方式。我们可以将一级预防（患病前的预防）延伸到学校、社区，使大家知道和建立健康的生活方式和行为。另一方面，对于已患“三高”（高血压、高血脂、高血糖）及“两病”（冠心病、脑血管病）的患者进行“二级”预防（防治病情发展和复发），医患共同努力，在坚持不懈地改善生活、行为方式的同时，给予最恰当的药物治疗。研究证明，能遵医嘱接受最佳药物治疗的重症冠心病患者，5 年健康状况和植入支架是类似的，说明认真服药加健康的生活方式，可以达到理想的效果。

我国过去在慢性病防治方面的医疗模式，其最大缺点是消极等待，病人等症状凸显后治疗，等复发后治疗，医生等病人来治疗，两方等待。新医改和“健康中国 2020”的中、远期规划中，终于使包括心脑血管病在内的慢性病预防进入政府视野，并得到高度重视。因此，现在是转换医疗服务模式的很好时机，从等待服务的模式转变为预防为先的医疗服务模式。

一项关于我国人口死亡原因的调查分析资料显示，近年我国心脑血管疾病之所以成为第一杀手，其主要原因之一，在于大众对于心脑血管病的防范意识薄弱，尤其是高血压、高血脂、高血糖在其疾病早期并没有给病人带来明显的症状，而被患者忽视。

除此，中国老教授协会积极响应政府“慢病在基层”的号召，编著“疾病自我管理”丛书，包括高血压、高血脂、糖尿病、冠心病及脑血管病等。希望能像防治传染病，如SARS、甲型H1N1流感那样开展一场群防、群治、群控的人民战争。我们的目的是，医患协作，携起手来共同防控“三高两病”，远离高血压、高血脂、糖尿病、冠心病、脑血管病。

我们期望，通过科普教育，使患者及其亲属、保健医生、全科医生、青年医生、基层医生及社会各界都知道“三高两病”的危害性及可控可防治性，关键在于自己的不懈努力，保持健康的生活方式，以及医患如何合作战胜“三高两病”。

本丛书出版之日，我特别要向全体编著者和中国社会出版社负责策划编辑的冯义龙同志，以及各环节中作出贡献的同志们，尤其是中国老教授协会给予的关怀与支持，表示诚挚的敬意和感谢，同时也恳切地希望广大读者提出宝贵意见和建议，这对我们十分重要。因为我们希望，随着科学的发展，“三高两病”的“指南”和共识的不断更新，我们也将不断更新相关内容，为广大读者和患者更好地服务。

张明群

中国老教授协会心脑血管病防治专家委员会副主任

北京首都医科大学宣武医院心脑血管病综合防治中心主任

2009年6月

目 录

第四章　何时应前往医院就诊、如何向医生述说病情和需要做好哪些准备工作

第五章　急性脑血管病患者应接受哪些检查

第六章　常见急性脑血管病的种类

第八章　急性脑血管病患者应该怎样护理

第二部分　脑血管病的治疗与康复要点

第九章　缺血性脑血管病的治疗要点

第十章　出血性脑血管病的治疗要点

第三部分　脑血管病的预防

第十二章　主要危险因素的管控

第十三章　其他危险因素

第一部分

急性脑血管病的基础知识

急性脑血管病又称脑血管意外，此外尚有中风、脑卒中（卒中）等称谓。其实，这些诊断名词指的都是急性脑血管病。急性脑血管病的这么多名称，与传统医学和现代医学在形成和发展过程中对这组疾病的认识有密切关系。中风、卒中（cuzhong）是中医的诊断名词。“中风”有将这种疾病来势凶猛、病情险恶、表现变化多端的特点，与自然界的风“善行多变”的特点进行类比的意思。在中医里，卒中有“中”经络和“中”脏腑之分，前者临床主要表现口眼歪斜、言语不利、半身不遂等，后者表现为意识不清、四肢抽搐等。对于这种突然发病，要么中经络，要么中脏腑，要么二者兼有之，用“卒中”来描述，确实有一言中的的味道。因为，“卒中”的“卒（cu）”字，在中文中，有突然发生之意。在西医，急性脑血管病又称为“stroke”，也有“一击”、“雷击”、“飞来横祸”、“意外事件”等意思。虽然“stroke”在作“意外事件”解释时，包括悲喜两个方面，然而在用来描述疾病时，当然指的是悲的事。所以，把它译为中风、卒中还是很贴切的。不过这里的“卒中”发音与中医诊断名词中的“卒中”发音是不同的，发为“zuzhong”。

现代医学，按照患者发病缓急不同，将脑血管病分为急性和慢性两种。急性脑血管病，发病急骤，会危及性命，故格外引人注目。

第一章

什么是急性脑血管病

脑血管病不仅包括人们经常听说过的“脑血栓”、“脑梗塞”、“脑供血不足”、“脑出血”等疾病，而且还包括其他一些疾病，如颅内动脉瘤、颅内血管畸形、脑动脉炎、脑血管性痴呆、高血压脑病、颅外段动静脉疾病等。急性脑血管病主要是指由外伤以外的其他原因引起的脑部血管闭塞、供血急剧减少或血管破裂出血等病理生理过程的急性期。当这个病理生理过程是由于脑部血液供给减少而导致的时候，称之为缺血性脑血管病。反之，当这个过程是由于脑部血管破裂、血液溢出到血管之外而所致者，称之为出血性脑血管病。

及时准确地区别出血性脑血管病和缺血性脑血管病是十分重要的。目前，CT 是区别出血性脑血管病和缺血性脑血管病的最重要的和首选的检查手段。

在我国的传统医学上，很早就认识到了“中风”这样一种疾病，也认识到“卒中”有“中脏腑”与“中经络”之分。但是鉴于客观观察事物手段的不足，仅仅依靠望、闻、问、切尚不足以区别哪一个病人的中风是由于出血所致，哪一个病人是由于缺血所致。

西方医学，由于有尸体解剖的传统，因此很早就认识到急性脑血管病有出血性和缺血性之分。在前 CT 时代，也曾试图通过仔细地分析患者的发病特征、临床表现和某些实验室检查结果来区分二者，正如在心电图普及之前试图通过仔细地听诊来区分左、右束支传导阻滞一样。然而随着 CT 时代的到来，逐渐证明仅仅依靠发病特征、临床表现和实验室检查结果来区分是出血性还是缺血性脑血管病是十分不可靠的。因此，有时候我们会听到老医生说，在没有 CT 的年代，不知道诊断错过多少脑出血或脑梗死。这样，我们有理由说，CT 不仅为区分急性脑血管病的质的不同提供了手段，也为急性脑血管病的治疗发生质的飞跃提供了必要的前提。

当颅内动脉瘤、颅内血管畸形、颅外段动静脉疾病没有出现临床症状的时候，称之为隐匿性脑血管病。隐匿性脑血管病有时会突然转变为急性脑血管病。

如果患者幸运地度过了脑血管病的急性期，患者病情就会逐渐稳定而进入恢复期，大约半年左右转为后遗症期。急性期、恢复期、后遗症期这一随着时间逐渐衍化的过程，是许多急性疾病通常经历的一般过程。

第二章
急性脑血管病的病因

一、病因

从病因上看，脑血管病大多是全身性血管疾病和血液系统疾病的脑部表现。只有一小部分是脑部血管局部病损，如先天畸形、创伤、肿瘤所致。就导致脑血管病直接发病的作用而言，脑血管病的病因，主要有以下10种：

- 动脉硬化为最重要，80%以上的脑血管病与此有关。
- 动脉栓塞。
- 动脉炎。
- 发育异常。
- 血管损伤。
- 心脏病。
- 血液病和血液流变学异常。
- 代谢病。

• 药物中毒和不良反应。

• 肿瘤。

概括地说，上述病因或是通过影响到动脉壁，或是通过影响到血管内血液的流动性，或是影响到血管内血液流动的压力，或是影响到血液的凝固机能，或是使血管壁受到外来的压力、管径发生变化，导致脑局部血液供应发生障碍或血液通过破裂的血管溢出而引起不同的脑血管病。

上述病因中，动脉硬化可能与年龄、遗传因素有关，但更常常是高血压病、糖尿病、高脂血症等多种疾病长期没有得到良好控制的结果。动脉栓塞常与心脏病有关，也可以是脑血管颅外段动脉硬化斑块脱落的结果。血液流变学改变可能与血液病有关，也可能为其他疾病所致。这些有可能导致动脉硬化、动脉栓塞、血液流变学的疾病或因素，常常称之为脑血管的危险因素。这些危险因素，根据能否被人为控制，分为不可控危险因素和可控危险因素。

二、危险因素

（一）不可控危险因素

包括种族、性别、年龄和遗传因素，这些因素是我们应当知道并坦然接受的。比如年龄，随着年龄的增长，卒中的危险性持续增加，55 岁以后，每 10 年脑卒中的危险性增加一倍。又如性别，从总体上看，脑卒中的发病率男性高于女性，男女之比约为 1.1 ~1.5∶1。

（二）可控危险因素

在我国脑血管病防治指南中，主要可控危险因素包括两大类：不良嗜好和疾病因素。不良嗜好类危险因素是吸烟与饮酒。疾病类危险因素包括糖尿病、高脂血症、高血压、肥胖、心脏病和颅内、外段血管狭窄。此外，还有一些其他的可控危险因素，它们可分为三大类：习惯因素、干扰生理过程的药物和疾病因素；习惯类危险因素包括饮食习惯（高盐、高脂、低纤维素、蔬菜摄入量不足）和其他；干扰生理过程药物类危险因素以避孕药为代表；疾病类危险因素包括代谢综合征、同型半胱氨酸血症和促凝危险因素（俗称高凝状态、血稠）等。

对于所有人来说，不单单是医生，了解脑血管病的病因和危险因素是十分重要的。因为只有对病因和危险因素有了了解，才会自觉地控制不良嗜好类和习惯类危险因素，积极地配合医生对脑血管病的病因和危险因素进行治疗。只有对这些病因进行积极的治疗和对各种危险因素都进行有效的控制，才能预防和推迟急性脑血管病的发生或再次发生（参见第三部分）。

第三章

如何识别自己或他人发生了急性脑血管病

在第一章，我们谈到，急性脑血管病发病急骤，并且可分为出血性脑血管病和缺血性脑血管病。如何才能识别自己或他人发生了脑血管意外呢？患者在发生脑血管意外以后，他们的临床表现并非完全相同。因为急性脑血管病的临床表现取决于脑部受损的部位及病损部位的大小。

如果突然出现以下临床表现，应警惕急性脑血管病：

●一个肢体或一侧身体无力、笨拙、沉重、感觉丧失或麻木。

●一侧面部肌肉下垂或麻木。

●说话不清、言语不能、理解语言困难或患者所说语言难以被人理解。

●一侧或双眼视力丧失或模糊。

●视物旋转、视物成双或平衡障碍。

●持物、走路不稳。

●既往少见的严重头痛、呕吐。

- 意识障碍。
- 抽搐。
- 精神障碍。
- 对熟悉的东西突然变得陌生或记忆力丧失。

可能你觉得最好能区分出急性脑血管病的性质，是出血还是缺血？其实这并不重要，重要的是立即将患者送往医院。因为在前 CT 时代，西医也希望通过问诊、物理检查（视、触、叩、听）、化验室检查来确定是出血还是缺血。实践证明仅仅依靠上述方法来区分急性脑血管病的性质不是十分可靠的。

第四章

何时应前往医院就诊、如何向医生述说病情和需要做好哪些准备工作

一、2 小时内到达医院，最好去能溶栓的医院

当患者出现上述临床表现时，应立即前往医院。如果患者意识清楚、没有抽搐，最好是送往最近的、具有溶栓能力的医院，到达医院的时间最好能在发病后 2 个小时之内，最迟也不应超过发病后 5 个小时。这一考虑主要是基于如果患者患的是缺血性脑血管病，只有及时赶到医院，才能为患者赢得接受溶栓治疗的机会。

二、乘什么车

如果患者生命体征平稳（意识清楚、没有明显的缺氧表现、血压不是很低或很高、脉搏不是很快或很慢、没有抽搐），可考虑乘坐自家车、出租车或其他方便的运输

工具前往医院，此时及时就诊是最重要的。但如果患者生命体征不平稳，则还是以通过公共卫生救护输送系统前往医院为佳。

三、去什么科

患者进入医院后，应在急诊就诊，向接诊医生尽可能简要地介绍患者的病情，这个病情应包括最主要的症状和开始的时间，如：左（右）半身无力，从几时几分开始。至于其他的问题可等医生来问。回答医生的提问也要尽可能地快，能用一个字就不用两个字。在回答医生的问题时，最好能把从什么时间开始存在这一问题也同时告诉医生。如医生问“有高血压、心脏病、糖尿病、高血脂等疾病吗”，最好的回答是“有高血压、心脏病，3 年前发现，不知道有没有糖尿病、高脂血症”。

四、配合医生

在就诊时，需要牢记的就只有一个字“快”，此时“时间就是生命”，时间就是尽可能多的功能保存。应牢记要把尽可能多的时间留给医生。把尽可能多的时间留给医生，就是把尽可能多的时间留给了病人。因为，只有医生才有初步的治疗决策权，尽管患者一方有知情同意权。医方如果要求患方使用知情同意权，患方应迅速使用知情同意权。因为，只有患方及时使用了知情同意权，医生才能获得实施权，才对患者有利。如果你不是神经内科专家，你最好不要立即质疑医方的诊疗，因为你的质疑、医生的解答浪费的都是患者的时间。

五、院前救治

在等待救护车的过程中，患方应做如下处理和准备：

• 将患者置于侧卧位。目的是防止舌后坠和呕吐时发生呕吐物误吸入气管。

• 如果有吸氧设备，给予吸氧。

• 如呼吸心跳停止，应清除口腔分泌物，并给予人工呼吸和胸外心脏按压。

• 准备好资金（10000～20000 元左右，主要是溶栓治疗费用较高）。当家中有心脑血管病危险因素的成员时，应在家随时准备好足够的资金，以备不时之需。

• 想好如何履行知情同意权。

• 做好自己是受助方的心理准备，一旦就诊应立即按医务人员的指示去做。还是那句话，如果你不是神经内科专家，你就不要当场质疑医生的诊疗，医患关系不是一般的买卖关系，医生的目的是为了帮助患者，治疗疾病。怀疑，会使医生意识到自身的安全受到威胁，而在为患者的诊治过程中迟疑、忧虑，对患者不利。避免因着急与医务人员发生争吵而延误诊断和治疗。在医患接就诊的过程中，应当把医方理解为施助方，患方为受助方。这一点非常重要，只有这样才能使医患关系融洽，患方才会放心地应用你的知情同意权，放心地把实施权交给医方。

就诊前一般不要自行给予任何药物治疗，不论患者意识是否清醒。

第五章
急性脑血管病患者应接受哪些检查

当可疑急性脑血管病患者进入医院之后，会接受一些实验室和影像学检查。这些检查包括：急诊检查、一般检查和针对脑血管病危险因素的检查。

一、急诊检查

主要目的是明确诊断和确定当前的治疗。头颅 CT 是最为重要的检查，它基本上可以立即明确患者这次脑血管意外是属于出血性的还是缺血性的。此外，医生还必须对患者的其他一些情况进行了解，才能决定当前立即需要进行的治疗。这些内容包括：

- 与血液凝集相关的检查，如血小板、出凝血机能、纤维蛋白原等。
- 血糖。
- 心电图。

- 电解质、肝、肾功能（必要时）。
- 胸片（必要时）。
- 其他。

这些检查与患者的最初治疗关系密切，比如脑出血的患者是否需要使用止血药，有溶栓指征的病人有无实验室检查方面的禁忌症。

二、一般检查

主要目的是了解患者机体的一般状态、脑血管意外发生后随时间的推移脑部病变发生了哪些变化、是否存在脑血管病的危险因素以及治疗对患者机体的影响。这些检查包括：

- 血糖、血脂、电解质、肝、肾功能。
- 血尿便常规（俗称三大常规）。
- 胸片。
- 心电图、心脏超声检查。可明确有无明显的心脏异常。
- 颈动脉超声检查和脑部血管多普勒超声检查。有助于明确有无明显的血管狭窄。
- 头部 CT，属于脑血管病筛选级检查。这些检查对脑出血、颅骨病变、观察病情演变的诊断价值非常大。对脑梗死的诊断也较好，但对小的脑梗死及早期脑梗死不敏感。在脑血管病急性期通常需要进行数次 CT 检查，以观察脑部病变的变化。

• 头部磁共振成像（核磁、MRI）、弥散加权成像（DWI）和磁共振血管成像（MRA）。MRI 对缺血类病灶比 CT 敏感，结合 DWI 可区分新旧病灶、旧病灶中的新病灶。MRA 能较好地了解颅内血管情况（属于筛选级检查）。

• 数字减影血管成像（DSA）能非常好地显示脑部血管病变。

• 其他检查如脑脊液检查、正电子发射断层扫描（PET）、单光子发射断层扫描（SPECT）等。脑脊液检查常用于蛛网膜下腔出血的诊断和鉴别诊断。PET 和 SPECT 可对脑的某些物质代谢或血流量进行定性甚至定量测定，但多用于临床研究。

三、针对脑血管病危险因素进行的进一步检查

当患者存在危险因素或无常见危险因素的情况下，常需要进一步检查。如当患者存在高血压时，有可能需要进一步查有无内分泌疾病；年轻脑梗死患者有无免疫性疾病、代谢性疾病等。

上述检查中，有些检查需要根据病情和治疗情况定期复查。

第六章

常见急性脑血管病的种类

一、缺血性脑血管病

缺血性脑血管病主要指短暂性脑缺血发作和脑梗死。前者是发生于脑的局部的一过性脑血流中断所致的可逆性脑部损害，后者则是由于脑的局部血流中断超过脑所能容许的缺血时间而导致的不可逆的脑部损害。

（一）脑的血液供应

脑的重量虽然只占体重的约 2% ~ 3%，但其所需要的血流量却占心输出量的 15% ~ 20%。正常年轻人，在安静的状态下，每分钟流经脑部的血流量约 700 ~ 770 毫升，即每分钟大约 50 ~ 55 毫升/100 克脑组织。

脑部血液供应主要通过颈内动脉及椎动脉提供。前者提供的血液约占全脑血流量的 80%。颈内动脉是颈总动脉的分支，由于颈总动脉有左右两条，故颈内动脉也有左右两条。它们在行进的过程中，不断分出分支，为同侧大脑半球前 2/3 部提供血液供应；其中眼动脉、大脑中动脉和大脑前动脉是颈内动脉最重要的分支，神经内科医生常常根据患者的临床表现对这些血管是否受累进行初步判断。由于颈内动脉为脑前部提供血液供应，因此颈内动脉和它的分支又称为前循环。椎动脉为脑部提供的血液供给约占全脑血流量的 20%。虽然椎动脉也有左右两条，但在颅内它们最终合并在一起，形成基底动脉，因此，常有椎基底动脉系统之称谓。基底动脉最后分为左右两侧大脑后动脉。椎基底动脉为大脑半球后 1/3 部、小脑和脑干提供血液供应。由于它为脑的后部提供血液供应，因此椎基底动脉和它的分支又称为后循环。

两侧颈内动脉，在大脑前动脉之间有一条“短路”的血管——前交通动脉，将左右大脑前动脉联系在一起，从而使左右颈内动脉建立起联系。在颈内动脉和大脑后动脉之间也存在有“短路”动脉——后交通动脉，将同侧的颈内动脉与大脑后动脉联系在一起，从而使前循环和后循环建立起联系。在正常情况下，在各个“短路”动脉连接处的压力基本相等，即两侧颈内动脉提供的血液在两侧大脑前动脉与前交通动脉的连接处、颈内动脉与后交通动脉的连接处和椎基底动脉提供的血液在大脑后动脉与后交通动脉的连接处的压力是大致相等的。故在正常的情况下，虽然有这些“短路”血管的存在，但并不会发生血液分流或逆流现象。

当颈内动脉系统或椎基底动脉系统血液供给出现问题时，在这些“短路动脉”的连接处就会出现压力差。没有出现问题的动脉就会通过这些“短路”的动脉，为出现问题的血管提供一定程度的血液供应，以避免或减轻出问题的血管对脑组织供血的影响。虽然脑的血液供应有这样令人惊叹的自动代偿调节能力，但这种能力十分有限，一旦血液供应受到稍微严重一点的障碍，其后果常常是非常严重的。这是因为：脑组织几乎没有任何的氧和葡萄糖的储备。脑部血液供应的障碍立即就能造成缺氧和葡萄糖不足（提供能量出现障碍）。缺氧和能量供应不足将迅速引起脑的功能障碍和脑组织的破坏。脑血液供应完全停止（心跳停止）6～8 秒后，大脑皮层即无任何氧分子，并迅即在 10～20 秒之间出现脑电图异常。血供停止 6～12 秒即可出现意识障碍；30 秒后脑电图即呈“平线”。血液停止供应 3～4 分钟后脑组织内葡萄糖耗竭，以后即便血液供应恢复，脑组织的功能也不易完全恢复；停止 4～5 分钟后，脑神经元细胞开始坏死。

（二）短暂性脑缺血发作必须重视

短暂性脑缺血发作（简称 TIA，是英文 Transient Ischemic Attack 的首字母缩写）是由于脑血管供血不足引起的突然发生的、短暂性的（一过性的）、局灶性脑或视网膜功能障碍，临床症状一般持续数分钟至数十分钟，多不超过 1 小时，绝对不超过 24 小时，过后不遗留任何神经后遗症，并且头颅 CT 或头颅磁共振检查也不应有和本次发作相关的病变出现。其发病机制主要有血液流变学异常说、微栓子说、血压波动说和盗血说四种。后三种学说主要用来解释在有脑血管狭窄存在的情况下发生的短暂性脑缺血发作。

这种突然发生的、短暂性的（一过性的）、局灶性脑或视网膜功能障碍的临床表现，取决于受累血管的部位与范围。当一侧前循环供血区域发生这种一过性血液供应障碍的时候，常常表现为对侧半身或肢体的无力、对侧半身或肢体的感觉障碍，言语不能、不能理解言语或同侧单眼失明等症状。而当后循环出现这种血液供给障碍的时候，可出现为复视、视物旋转、呕吐、吞咽不能、走路不稳（犹如醉酒）或肢体无力等表现。

（三）脑梗死

脑梗死，是由于脑部缺血时间超过了脑所容许的最大缺血时间而引起的组织病理学改变，它的中心是坏死区，坏死区的周边是缺血区（称半暗带）。坏死区是不可恢复的，这就是为什么脑梗死的患者常常留下后遗症的原因。缺血区，如果血液供给能得到及时恢复，功能有可能恢复。但是如果血液供给不能及时恢复，则可能逐渐转变为坏死区，即梗死区随着时间的延长逐渐变大。而争分夺秒、积极抢救就是要使脑组织坏死降到最低限度。

脑梗死的发生主要见于以下三种情况：

1. 栓子脱落堵塞脑血管

从心脏或供应脑部血液的大血管上“掉下来”的“碎片”，以及进入血液中的“异物”（如空气、脂肪、纤维、羊水等），顺着血液流入脑血管从而导致脑血管堵塞。这种“碎片”在医学上被称为“栓子”，故又有脑栓塞之称。

从心脏或血管上掉下来的这种“碎片”可分为三种。

（1）在心脏中或动脉粥样硬化斑块上形成的飘浮的血栓，在血流的冲击下脱落下来的碎片，被称为“红血栓”，溶栓药物可使之溶解。

（2）有一种来源于长期存在于心脏瓣膜上的栓子，称为“白血栓”，是一种质地较硬的栓子，溶栓药物不能使之溶解；有时这种“白血栓”上附着大小不等的“红血栓”，溶栓药物可使这部分“红血栓”溶解。

（3）还有一种是从动脉粥样硬化斑块上脱落下来的栓子，它可能是一种较硬的栓子，也可能是一种混合型的栓子，即有一个动脉硬化的碎片连着一个红血栓。

由于栓子从脱落到堵塞脑血管的时间非常短，因此患者发病的速度非常快。这种脑梗死常常被称为“脑栓塞”。

2. 供应脑部血液的血管局部形成血栓

通常是由于在形成血栓的部位存在有血管病变，比如动脉粥样硬化或动脉狭窄，血小板聚集在受损的血管壁上，并启动凝血过程，使局部形成血栓并堵塞血管。因此又被称为脑血栓形成，俗称“脑血栓”。由于血管的堵塞比栓塞速度要慢一些，所以脑血栓形成的发病速度较“脑栓塞”要慢一些。

3. 脑灌注压不足

动脉中的血液在从近心端流向远心端的过程中压力是逐渐下降的，即血管在行走的过程中，不仅走得越远血管就越细，而且走得越远压力也越低，血管向周围组织的灌注压也随之降低。当血压突然降低时，它的末端就会出现供血不足，当供血不足达到一定程度的时候，即便血管没有被堵塞，也会出现脑组织的坏死。这种脑组织的坏死，特别容易发生在大脑内不同动脉的交界区，比如大脑前动脉和中动脉的交界区。在这个交界区犹如一个分水岭，其内侧由大脑前动脉供血，外侧由大脑中动脉供血，当血压突然降低的时候，这个分水岭区是全脑供血最不好的区域，如果真的不幸发生了脑梗死，这种脑梗死就被称为“分水岭梗死”。

脑梗死的临床表现，与短暂性脑缺血一样，也取决于受累血管的部位与范围。由于大脑对肢体的支配是交叉的，即左侧大脑半球支配右侧肢体的感觉和运动，右侧大脑半球支配左侧肢体的感觉与运动。当一侧颈内动脉供血区（前循环）发生脑梗死时，常常表现为对侧的半身或肢体的不同程度的瘫痪或感觉障碍。偏盲也是常见的临床症状，有时不能为患者所察觉。当患者出现偏盲的时候，他的两只眼睛的同一个方向的半侧视力丧失，比如患者左侧大脑半球发生脑梗死时，有可能两只眼睛的右半侧视野的视力丧失。言语不能、不能理解言语也是十分常见的症状，大多数是由于左侧大脑半球与语言相关的脑区受损所致。有的病人表现为计算不能、左右分辨不能、书写不能、阅读不能、不知道瘫痪的肢体已经丧失了或不同程度地丧失了活动能力，也有的患者在发病早期表现为突然的精神障碍。当面积非常大时，常常双眼向一侧注视，犹如在看“病灶”。可出现不同程度的意识障碍，甚至出现瞳孔不等大。瞳孔不等大常常是提示患者病情极为严重，甚至将不久于人世的征兆。神经内科医护人员十分重视这种瞳孔改变，他们在观察意识不清的患者时，首先去看一看患者的眼睛。

当椎基底动脉供血区（后循环）发生脑梗死时，患者可出现复视、视物旋转、呕吐、吞咽不能、走路不稳（犹如醉酒）或肢体无力等症状，也可突然双眼视力丧失或意识丧失，甚至很快呼吸、心跳停止而死亡（但通常比心源性猝死要慢）。椎基底动脉供血区脑梗死的病人，也可以出现双眼向一侧注视，但与颈内动脉供血区脑梗死不同，患者的两只眼睛向瘫痪侧注视，犹如在看“瘫痪的肢体”。一般来说，椎基底动脉供血区的脑梗死比颈内动脉供血区的脑梗死要更凶险一些，死亡率也要更高一些。

（四）令人困惑的脑供血不足及脑动脉硬化

“脑供血不足”、“脑动脉硬化”是民众最为熟悉的诊断名词之一。然而，在1995年我国制定的脑血管疾病分类中，却没有“脑供血不足”、“脑动脉硬化”这两个诊断名词。我相信，之所以取消“脑供血不足”这个诊断，是为了避免该诊断名词的滥用，特别是在没有任何心脑血管病危险因素的病人中滥用。然而“脑供血不足”确实是存在的，因为椎基底动脉供血不足这个诊断名词是存在的；或者换句话说，如果你要诊断“脑供血不足”，就必须是有特定症状的，而且必须在“供血不足”之前加上它所属的动脉系统。椎基底动脉供血不足这个诊断名词之所以保留，也许可能与椎动脉在解剖学和病理学上的某些特点有关：

• 大约有 2/3 的正常人两侧椎动脉管径不等，甚至一侧椎动脉十分细小或缺如。

• 椎动脉在第 1 ~ 6 颈椎横突孔内穿行，即椎动脉行走在一条活动度极大的间断性骨性隧道中，随后经枕骨大孔入颅，如果颈椎发生退行性变和骨赘形成时，容易促发供血问题。

• 椎动脉极易发生动脉粥样硬化，内听动脉与椎动脉或基底动脉成直角，并行走在骨性结构中，没有侧支循环提供额外的血液供应；因此，如果一旦椎动脉出现血液供给减少，内听动脉十分容易受累，故椎基底动脉供血不足的最常见的临床表现为突然发生的眩晕，常伴有恶心、呕吐、平衡障碍、站立不稳等症状。

眩晕是对空间认知的错觉。眩晕表现为患者感到周围的环境或自身不停地转动或晃动。根据患者的感受不同，眩晕是可以分为真性眩晕和假性眩晕的。眩晕不独见于椎基底动脉供血不足。因此，椎基底动脉供血不足需与下列可以引起眩晕的疾病鉴别：

1. 颈动脉盗血综合证

当一侧颈内动脉闭塞时，可引起对侧颈内动脉血液经前交通动脉分流入患侧；或椎基底动脉血液经同侧后交通动脉分流入颈内动脉系统；当椎基底动脉血液经同侧后交通动脉分流入颈内动脉系统时，可引起椎基底动脉供血不足。

2. 锁骨下动脉盗血综合证

是指椎动脉起始部近侧段锁骨下动脉或无名动脉狭窄或闭塞后，对侧椎动脉血流经过基底动脉返流至患侧椎动脉重新组成患侧锁骨下动脉远侧段的供血。此时也可能出现椎基底动脉供血不足的临床表现。

3. 颈椎病血管型

又称为颈性眩晕，以头颈部位置性眩晕为特点，头颈部转动或侧屈到特定位置时发作，位置回复后症状消失。

4. 良性发作性位置性眩晕

发病率为每年107/10万，平均年龄54岁（11～84岁），女性多见，是一常见的内耳疾患，占所有眩晕症的20%左右，也是约半数耳源性眩晕症的原因。本病十分容易误诊为椎基底动脉供血不足、颈性眩晕而延误了治疗。

5. 美尼尔氏病和美尼尔氏综合证

是与膜迷路水肿或积水有关的一种内耳疾病。以反复突发性眩晕、耳鸣、进行性耳聋为主要临床表现，多为中年人，性别无明显差异，首次发作在50岁以前的病人约占65%，大多数病人单耳患病。

以上五种疾病中，颈动脉盗血综合征、锁骨下动脉盗血综合征、颈椎病血管型都有确实存在的椎基底动脉供血不足，只不过与通常所说的椎基底动脉供血不足发生的机理不同。良性发作性位置性眩晕、美尼尔氏病和美尼尔氏综合征则与椎基底动脉供血无关。颈椎病血管型、良性发作性位置性眩晕，眩晕的发生与头颈部体位有关，其他疾病引起的眩晕则与头颈部体位无关。其他会引起眩晕的疾病还有中耳疾病、前庭神经元炎等疾病。

二、出血性脑血管病

最常见的出血性脑血管病是脑出血和蛛网膜下腔出血。

(一) 脑出血

脑出血是指非外伤性脑实质内的出血。发病率为60～80/10万人/年，在我国占急性脑血管病的30%左右。急性期病死率约为30%～40%，是急性脑血管病中死亡率最高的疾病。临床特点为：多在活动中、用力后、生气－激动后突然发病，临床症状与脑梗死大致相同，但常伴有头痛、颈部僵硬、呕吐、血压明显增高、意识障碍、抽搐。出血部位在大脑半球者约占80%，在脑干和小脑者约占20%。脑CT扫描是诊断脑出血最有效、最迅速及敏感的方法。

不同原因导致的脑出血临床表现稍有差异。

1. 与高血压相关的脑出血

高血压是导致脑出血最常见的病因。高血压常常是导致动脉硬化的重要元凶，尤其是小动脉。当血压急剧升高的情况下，硬化的动脉有可能突然破裂出血。与高血压相关的脑出血常常称之为高血压性脑出血。临床上有如下特点：

(1) 50岁以上者多见；

(2) 有高血压病史；

（3）常见的出血部位是壳核、丘脑、小脑和脑桥；

（4）无外伤、脑淀粉样血管病等其他脑出血证据。

2. 与脑血管畸形相关的脑出血

是年龄较轻的脑出血患者的常见原因。临床特点为：

（1）年轻人多见。

（2）常见的出血部位是脑叶。

（3）影像学可发现血管异常影像。但确诊需依据脑血管造影。

3. 与脑淀粉样血管病相关的脑出血

发病机制不详，其病理改变以大脑皮质和软脑膜中小动脉血管壁淀粉样蛋白沉积为特征，是一种不仅会导致脑出血而且会引起缺血性脑血管病的脑部中小动脉性疾病。临床特点为：

（1）多见于老年患者或家族性脑出血的患者。

（2）多无高血压病史。

（3）常见的出血部位是脑叶，多发者更有助于诊断。

（4）有反复发作的脑出血病史。确定诊断需做病理组织学检查。

4. 与药物相关的脑出血

（1）近期曾应用过影响凝血机制的药物，如溶栓药物、抗凝药物、抗血小板药，特别是溶栓药物和抗凝药物。

（2）出血多位于脑叶或原有的脑梗死病灶附近。

（3）多有继续出血的倾向。

5. 与肿瘤相关的脑出血

有时候，肿瘤偶尔可以成为脑出血的原因。其临床特点为：

(1) 脑出血发病前即有神经系统局灶症状，如抽搐、无力、感觉障碍、视力（视野）改变等。

(2) 影像学上早期出现血肿周围明显水肿。肿瘤引起的脑出血或脑梗死称为瘤卒中。

（二）蛛网膜下腔出血

可分为原发性蛛网膜下腔出血和继发性蛛网膜下腔出血。

在脑的表面有三层膜，由外向里，它们分别是硬脑膜、蛛网膜和软脑膜。在软脑膜与蛛网膜之间存在一个腔隙，这个腔隙就叫蛛网膜下腔。在这个腔隙中充满了水一样的液体——脑脊液。原发性蛛网膜下腔出血指非外伤性脑表面血管破裂出血，血液进入这个腔隙——蛛网膜下腔。本病的年发病率为 5 ~ 20/10 万人，在脑卒中居第三位。

临床特点为：多在活动中、用力后、生气、激动后突然发病，临床症状常为十分剧烈的头痛，且持续不缓解或进行性加重，常伴有恶心、呕吐、颈部疼痛僵硬；可有短暂的意识障碍及烦躁、谵妄等精神症状，少数可有癫痫发作、轻偏瘫、失语、动眼神经麻痹等症状。个别病人在发病前数日至数周曾出现过剧烈的眼部疼痛和复视。脑 CT 扫描是诊断蛛网膜下腔出血的首选方法。如果 CT 扫描不能确诊，应行腰穿检查。脑血管影像学检查对于明确蛛网膜下腔出血的原因，发现颅内的异常血管有很大帮助。

原发性蛛网膜下腔出血的最常见病因为颅内动脉瘤、脑血管畸形及高血压性动脉硬化。此外，也可能是动脉炎、脑底异常血管网、结缔组织病、血液病等疾病所致。

第七章
急性脑血管病的主要并发症和伴发疾病

在发生急性脑血管病的时候，有时会有并发症或伴发疾病的发生。这些并发症或伴发疾病主要源于三种情况：

- 与原有疾病相关。
- 与脑血管病相关。
- 与治疗相关。

这些并发症或伴发疾病，不仅可在脑血管病急性期发生，也可在恢复期发生。

一、与原有疾病相关的并发症或伴发疾病

急性脑血管病多发生在存在危险因素的人群中。其中许多危险因素本身就是疾病，比如高血压、糖尿病、心脏病、高脂血症等。当急性脑血管病发生的时候，这些疾病有可能加重，比如血压、血糖变得更高，心脏出现更严重

的损害。

这些脑血管病的疾病危险因素不仅是引起急性脑血管病的危险因素，而且也常常是其他部位血管闭塞性疾病的危险因素。在急性脑血管病发生的时候，这些作为脑血管病危险因素的疾病也可能引起其他相关疾病，如心肌梗死、下肢动脉闭塞、肠系膜动脉栓塞等。

这些原有疾病的加重或相关疾病的发生，或加重患者的病情，或成为治疗的瓶颈，甚至成为患者死亡的直接原因。如脑出血与心肌梗死先后发生，又如高颅压严重（可导致死亡）的患者同时有严重的心衰，在治疗上就极为困难。

二、与急性脑血管病相关的并发症或伴发疾病

急性脑血管病发生后，也可能导致各种各样的直接或间接与其相关的并发症。

（一）颅内压增高

常常与大面积脑梗死或出血有关，表现为头痛、呕吐、血压增高、心率减慢、呼吸减慢、意识障碍、瞳孔不等大、瞳孔对光反射消失、呼吸不规则、呼吸暂停甚至呼吸、心跳停止等症状，是急性脑血管病患者死亡的重要原因。

（二）脑—心综合征

原无心脏病的患者，出现心率增快、心律失常、血压降低、心肌缺血（甚至心肌梗死）、心跳停止等症状，严

重者会导致患者死亡。

（三）脑—肺综合征

原无肺部疾病的患者，出现呼吸急促、不能平卧、缺氧、紫绀、肺水肿、咳泡沫痰等，且这些症状不是或主要不是并发感染所致，严重者可导致患者死亡。

（四）脑—肾综合征

原无肾脏疾病的患者，出现了肾脏损害的症状，或出现尿崩、尿闭，有时可成为患者死亡加速的原因。

（五）上消化道出血

表现为排黑便，严重时出现呕吐，呕吐物为咖啡色的胃内容物，有时可成为患者死亡加速的原因。

（六）中枢性高热

是下丘脑受损的表现，此时中枢神经系统的体温调节中枢受到破坏，临床表现为持续性高热，体温常达40℃以上，并可伴有无汗、肢冷、心动过速、呼吸增快等症状。可成为患者死亡加速的原因。这种发热与感染无关，故白细胞一般多不增高或增高不显著。

（七）癫痫（抽搐）

可成为患者死亡的原因。

（八）血压升高

原来血压正常者出现血压的升高常常是使临床处理变得复杂的原因之一。

1. 脑梗死

注意根据不同情况，高血压的处理不同。如果需要降血压治疗，首选静脉用药，以便及时调整。主要注意避免血压降得过低，加重脑梗死。

（1）早期脑梗死

许多脑梗死患者在发病早期，其血压均有不同程度的升高，脑梗死早期的高血压处理取决于血压升高的程度及患者的整体情况和基础血压。如收缩压在185～210mmHg或舒张压在115～120mmHg之间，也可不必急于降血压治疗，但应严密观察血压变化；如果>220/120mmHg，则应给予缓慢降血压治疗，并严密观察血压变化，尤其防止血压降得过低。

（2）出血性脑梗死

多见于脑栓塞、大面积脑梗死和溶栓治疗后。一旦发生出血性脑梗死，应使收缩压≤180mmHg或舒张压≤105mmHg。

（3）溶栓治疗前后

在溶栓治疗前后，如果收缩压>180mmHg或舒张压>105mmHg，则应及时降血压治疗，以防止发生继发性出血。最好使用微输液泵静注硝普钠，其能随时、迅速、平稳地降低血压至所需水平，具体用法为1～3μg/kg/min。也可用利息定（压宁定）、卡维地洛、硝酸甘油等。

（4）脑梗死恢复期

均按高血压病的常规治疗，口服发病前所用的降血压药或重新调整降血压药物，使血压缓慢平稳下降，一般应使血压控制在达标水平或可耐受的水平，对于预防脑梗死复发非常重要。美国卒中协会指南（NSA2007）建议所有的患者，只要没有症状性低血压，均应服用ACEI/ARB，使血压正常者也可降低 10/5 mmHg，可使卒中复发减少 20% ~30%。

2. 脑出血

脑出血患者常见高血压，急性脑出血时血压多更高，这与急性颅压升高导致反射性高血压调节有关。中国脑血管病防治指南（2005）要求根据血压增高的程度，进行不同的处理：

（1）收缩压≥200mmHg 或舒张压≥110mmHg 者，在脱水治疗的同时应慎重平稳降血压治疗，使血压降至略高于发病前的水平或在 180/105mmHg 左右为宜。

（2）收缩压在 170 ~ 200mmHg 或舒张压 100 ~ 110mmHg，不急于降血压，可通过脱水降低颅内压使血压降低，并严密观察血压变化。如血压继续升高，则按前者处理。

（3）收缩压 < 165mmHg 或舒张压 < 95mmHg，不需降血压治疗，仅通过降低颅内压即可达到降血压效果。

脑出血进入恢复期后，应积极治疗高血压病，使原有高血压降至达标范围。

3. 蛛网膜下腔出血

当伴有高血压时，应将血压降至正常水平。静脉点滴尼莫地平，降低血压的同时，有效防止脑动脉痉挛。脱水降颅压治疗也有抑制反射性高血压的效果。

（九）水—电解质紊乱

与下丘脑损害有关，药物治疗也可以导致水—电解质紊乱。

（十）深静脉血栓及肺栓塞

与长时间卧床、缺乏活动有密切关系。需要积极预防，主要是鼓励患者多活动，对于昏迷或瘫痪患者给予被动活动。

（十一）吞咽困难

有可能与意识障碍有关，也可能就是急性脑血管病导致的脑损害所致。

（十二）肺部、泌尿系感染

与卧床、误吸、导尿、气管插管或气管切开等护理或抢救性治疗措施有关。

（十三）排尿便机能障碍

常使护理难度增大，而且对它的处理有可能成为泌尿系感染的原因。

（十四）褥疮

与卧床有密切关系。由于患者肢体瘫痪与卧床，骶尾部、内外踝、足跟、髋部等骨突出部位，常因受压、血液循环障碍而导致局部营养不良，发生褥疮。

（十五）焦虑、抑郁等

可能与突然的心理打击和患者本身的性格有关。

（十六）其他

还有一些特殊的情况，也与急性脑血管病有关，可视为并发症。比如脑梗死患者闭塞血管自然再通后出现的脑梗死区内出血、蛛网膜下腔出血后出现的交通性脑积水、小脑梗死后出现的梗阻性脑积水。

这些并发症有可能成为患者的死亡原因或加速患者的

死亡。其中有些并发症可能成为后遗症。

三、药物不良反应

药物治疗也可能引起一些不良反应，这些不良反应，也可作并发症考虑。

- 溶栓、抗血小板、抗凝治疗后脑出血或其他部位出血。
- 脱水剂引起的水—电解质紊乱。
- 止血药引起的脑梗死、心肌梗死、肢体血栓形成。
- 药物引起的心、肝、肾损害。
- 突然停药导致的药物不良反应（在药物不良反应定义中，停药相关的不良反应属于药物不良反应）。如突然停用脱水剂所导致的颅压反弹，脑出血患者停用原有抗血小板药物或抗凝药物治疗而出现的心肌梗死、脑梗死。

同样与药物相关的并发症，也可能成为患者死亡的原因。

第八章

急性脑血管病患者应该怎样护理

一、就诊之前或急救体系医务人员到来之前的护理

（一）心理安慰

在医学上叫做心理支持。意识清楚的患者有可能出现焦躁不安的心理状况，应告诉患者“不要着急，安静休息，医生马上就到或马上就会到医院”。用类似的语言安抚患者，以减轻患者的焦虑。

（二）安静休息

尽量使患者安静休息或者睡眠。千万不要模仿电视剧中的情景：呼唤、摇晃患者。

（三）保持呼吸道通畅

解开患者衣领，有假牙者应设法取出，必要时清除口腔呕吐物或分泌物。

（四）昏迷患者应侧卧位

以防止呕吐物吸入而窒息。转运途中注意车速平稳，

保护患者头部免受振动。

（五）如有氧气，给患者吸氧

（六）不要自行给予任何药物治疗或食物

除非患者为糖尿病患者，用过胰岛素而没有吃饭，可试给少量糖水。自行给药有可能导致治疗错误或误吸（呛咳）。

（七）如呼吸停止

应给予人工呼吸。患者平卧，头部后仰。人工呼吸为连续2次，每次持续1秒，要求能看到胸廓起伏，每6～10秒重复1次。如呼吸心跳均停止，应给予人工呼吸和胸外心脏按压，人工呼吸与心脏按压的比例为2∶30。心脏按压的手法为双手掌根部重叠，与胸廓按触面力求最少；按压部位在乳头连线与胸骨交界处（胸骨下半部）；按压方法为快速、有力按压，按压期间胸廓应充分回弹；按压深度在4～5厘米左右；按压频率约100次/分钟。

二、急性脑血管病的早期护理

脑血管病急性期最好住院治疗，因为这一段时间患者病情不稳定，有较多的检查要做，有些检查需要复查，部分治疗无法在院外进行，病情变化时不能得到及时处理。而且患者家属对许多护理手段的掌握是不充分的，有些护理设备也是家庭不具备的，因此护理质量难以保证。然而，可能由于种种原因，仍有一部分脑血管病急性期的患者会在家中或家庭病床上接受治疗，故仍然对这一时期的护理要点做简要介绍。

（一）心理支持

如果患者意识清醒，应当给予足够的心理安慰和鼓励。

（二）保持静卧

（三）保持呼吸道通畅，必要时给予吸氧

如果有严重的缺氧，最好还是住院治疗为佳。

（四）维持营养

如果病人体重不是过重，以容易消化吸收的、富含营养的食物为佳。超重的患者应当适当控制脂肪和碳水化合物的摄入。糖尿病的患者应严格控制碳水化合物的摄入。

（五）保持水盐平衡

在家比较难做到，给水过多，容易发生脑水肿，给水不足容易发生脱水，特别是体温高时。不论是脑水肿还是脱水，严重时都会加速患者的死亡。由于患者输液多用盐水，因此，患者经口摄盐量应较平时为少。如果患者出现水肿或脱水的表现应当前往医院就诊。

（六）控制体温

患者的体温增高，可能与感染有关，但也可能是下丘脑体温中枢受损的表现，或者两者均有之，可给予物理降温。如果体温过高，超过39℃最好前往医院诊治。

（七）防褥疮、肺部、泌尿系感染

褥疮常常与卧床有关，由于患者瘫痪，肢体活动能力丧失，骶尾部、内外踝、足跟、髋部等骨突出部位，常因受压、血液循环障碍而导致局部缺血、缺氧、营养不良，发生褥疮。这种局部受压时间不需要太长，有时仅2小时就可导致褥疮的发生。褥疮的早期，可表现为局部皮肤发红，继之出现水泡、皮肤破溃、局部化脓感染，病损可逐渐加深，甚至深至及骨。严重的褥疮感染可导致败血症，从而危及生命。因此给活动明显受限的患者每2小时翻一次身是十分重要的。

翻身不仅对预防褥疮有利，而且也可减少肺部感染的发生率。肺部感染的发生，除了与进食、喝水、服药导致的误吸有关外，也与患者长期卧床有关。患者长期卧床时，翻身拍背不够，痰排出不充分，积聚在肺部靠床面的一侧，从而导致肺部感染，这种肺部感染称之为“坠积性肺炎”。肺部严重感染时会导致肺部功能受损或进一步受损，并危及患者的生命。

泌尿系感染常常与尿潴留有关，不论插导尿管与否。如果插有导尿管，根据医嘱按时进行膀胱冲洗，对防治泌尿系感染有利。

（八）防坠床

坠床容易发生在躁动和不能正确判断自己肌肉力量的病人。一部分患者在发生脑血管病以后，丧失了判断自己肌肉力量的能力，认为自己的肌肉力量足以支撑自己的体重，结果在活动中，导致自己从床上坠落。

因此，对于躁动的病人应当给予适当的保护。所谓保护就是用布带将患者的肢体固定在床上。基本要求是松紧适度不再发生坠床为宜。注意：在每一次翻身时，都需要调整保护带的松紧度和长度。

（九）注意观察患者的生命体征

所谓生命体征就是指意识、体温、脉搏（心跳）、呼吸、血压。如果患者出现意识不断恶化、呼吸急促、呼吸减慢、呼吸不规则、呼吸微弱、脉搏增快、脉搏减慢、脉搏跳动不规则、脉搏微弱、不能平卧、血压急剧升高（特别是高于220/120mmHg）、血压急剧降低（特别是低于90/60mmHg）应立即送往医院住院治疗。此外，对尿量的观察也十分重要。在一般的情况下，每日的出量比入量略少，如果每天的出入量明显不成比例，特别是每日的尿量少于400ml时，也应立即前往医院就诊。

（十）患者肢体的主动活动和被动活动

活动患者的肢体，特别是瘫痪侧的肢体，有三个目的：防止瘫痪侧肢体静脉血栓形成，减轻患侧肢体的水肿和关节僵直，促进患侧肢体功能的恢复。

第二部分

脑血管病的治疗与康复要点

随着医学的发展先后出现了四种医学模式，它们分别是神灵医学模式、自然哲学医学模式、生物医学模式和生物—社会医学模式。它们反映了不同的哲学观在健康与疾病关系上的看法。目前主流医学模式是生物—心理—社会医学模式。

在如何预防、诊断和治疗疾病方面，有两种模式，它们分别是经验医学模式和循证医学模式，它们反映的是不同哲学观点在如何预防与治疗疾病过程中在方法论方面上的不同。循证医学是防治疾病和医疗决策的最新的思维方法和决策模式。该诊疗模式是由著名的临床流行病学家达维德·萨克特（David Sackett）在1992年提出来的。当时的定义是："慎重、准确和明智地应用所能获得的最好的研究证据来确定患者的治疗措施。"2000年他又修正了这个定义：

"慎重、准确和明智地应用当前所能获得的最好的研究证据，同时结合临床医师个人专业技能和多年的临床经验，考虑病人的价值和愿望，将三者完美地结合起来，制定每个病人最佳的诊治措施。”

在循证医学的诊疗模式下，不仅要求诊疗过程要符合基本的医学理论，而且要有确切的临床效果。或者换一句话说，我们给予患者的治疗，不仅要在理论上说得通，而且要经过临床疗效观察试验中证明是有效的。为了证明临床有效，国内外（西医）进行了大量的、符合统计学原理的临床试验。今天我们所用的防治心脑血管病的核心方法，都是用这种方法获得的。在这些研究中，客观地说，参加这些研究的患者，用他们的健康甚至生命，为人类获得了更有效的控制疾病的方法。对于他们所作出的牺牲，我们应该抱有一颗敬佩之心、尊重之心。

这些与循证医学相关的临床研究使我们获得了什么？从唯物主义角度考量客观世界，客观世界是运动的，而且运动是有规律的。循证医学给我们带来的就是这种规律，是防病治病的一般规律。这是临床医生把握防治某一种疾病的前提。然而，临床医生在处理病人的时候，每一患者都不会完全一样。医生有必要根据每一个人的具体情况，调整他的防治方案。这就是所谓的“个体化”方案，或者说是因人而异。

“个体化”、“因人而异”不是违背防病治病的一般规律，而是对防病治病规律的灵活应用。因人而异地防治每一个具体人的特定疾病，就需要“结合临床医师个人专业技能和多年的临床经验”，并“考虑病人的价值观和愿望”。

本书所述急性脑血管病防治，是以循证医学观点进行描述的。

第九章 缺血性脑血管病的治疗要点

一、短暂性脑缺血发作的治疗要点

（一）控制危险因素（详见第三部分）

对于心脑血管病的危险因素进行综合防治，包括生活方式的改善、合理膳食，及恰当的药物治疗，是防止疾病发生、发展最重要和基本的治疗。

（二）药物治疗

1. 抗血小板药物

如阿司匹林、阿司匹林—双嘧达莫缓释片、氯比格雷、奥扎格雷等。阿司匹林、阿司匹林—双嘧达莫缓释片、氯比格雷是获得循证医学支持最为充分的治疗药物。近20年的临床实践和诸多临床研究证实，对有卒中危险因素的患者进行抗血小板治疗，能有效预防脑梗死的发生。对大多数本病患者，抗血小板药物是首选药物。

2. 抗凝药物

抗凝药治疗短暂性脑缺血发作已经有几十年的历史，临床试验尚无证据支持对短暂性脑缺血发作患者予以常规的抗凝治疗。但对房颤和冠心病所致者，以及接受抗血小板治疗后仍然频发短暂性脑缺血发作者，可考虑抗凝治疗，个别情况例外。

3. 降纤治疗

如患者纤维蛋白原明显增高或频繁发作者，可考虑降纤治疗。

4. 外科治疗后必须内科治疗

主要针对有明显颈动脉狭窄的病人。外科治疗有适应证和一定风险，应认真权衡利弊后再作决定。

外科治疗必须要有积极的内科药物治疗配合才能达到应有的效果。一般认为，如果发现一处动脉硬化斑块，身体其他部位，至少还有 50 个没有发现的斑块，如果没有积极、恰当的内科治疗，只是用外科进行头痛医头、脚痛医脚，患者的预后显然不会乐观。

二、脑梗死的治疗要点

脑梗死的治疗不能一概而论。其治疗应根据病因不同、发病机制不同、临床类型不同和病程阶段的不同而定，这就是所谓的个体化治疗。

（一）内科综合支持治疗

脑梗死可导致诸多并发症，另外脑梗死患者常常有许多伴发疾病。治疗伴发疾病和预防并发症是内科综合支持治疗的主要内容。

1. 一般治疗

包括：

（1）密切观察生命体征。

（2）卧床休息。

（3）保持呼吸道通畅，必要时行气管切开。

（4）严重者给予吸氧。

（5）鼻饲：昏迷或吞咽困难者，一般在发病第2~3天即应鼻饲。

（6）对症治疗。

（7）预防及治疗感染和并发症。

2. 调控血压

一般可遵循下列原则：

（1）压降幅度不宜过大。如颅压高，应先降颅压，然后根据情况再决定是否降血压。

（2）血压≥220/120mmHg给予降压治疗；出血性脑梗死患者血压应控制在180/105mmHg以下；出现肺水肿、心衰、肾衰应及时控制血压。

（3）血压过低者应升压治疗，以保持脑灌注压。

（二）减轻脑水肿和降低颅内压

脑水肿和颅内压增高是导致脑梗死患者死亡的主要原因。甘露醇是最重要的药物，甘油果糖、速尿也常常用于控制脑水肿和颅内压增高。

（三）改善脑循环

脑部血液供应中断，恢复脑部血液供应是最容易理解的治疗。然而在脑梗死的不同病程阶段，改善脑循环的药物治疗并不相同。而且发病机制和病因对改善脑循环的药物治疗也有影响。如果在脑梗死的超早期，符合适应证，没有禁忌症，首选治疗是溶栓治疗。不符合溶栓治疗条件的大多数病人和溶栓治疗后的病人，抗血小板治疗是被国内外指南推荐的首选治疗。其他治疗都只有在特定的情况下应用才会利大于弊。

1. 溶栓治疗

并非每一个患者都适合接受溶栓治疗。标准的溶栓治疗为静脉溶栓。静脉溶栓治疗，只能用于病程的超早期，且有严格的适应证和禁忌症。溶栓治疗需要在有重症监护条件的医院进行。在时间上，最好是在发病 3 小时内。病程在 3～6 小时之间的患者，只有经过严格挑选的病人才能接受溶栓治疗。如果患者在睡醒时发现患有脑血管病，最终被确认为脑梗死，这个患者能否进行溶栓治疗？取决于睡眠持续的时间。如果患者 22 时入睡，次日早 4 时以后发现，一般就丧失了溶栓的时机。因为目前医生一般以最后清醒时间作为发病时间。溶栓时间窗之所以控制得如此严格，是因为溶栓治疗是一个高风险的治疗。如果起始溶栓时间超过 3 小时，发生脑出血的可能性超过 30%，远远高于 3 小时内溶栓者，其中有一部分可能因此而死亡；如果超过 6 小时，治疗常常变得得不偿失。溶栓治疗的目的是溶解凝聚在血管内的血栓，使中断的血液供应重新恢复，从而使尚未死亡的神经细胞功能得以恢复。随着缺血的时间的延长，闭塞处远端的血管也会因缺血而受损甚至死亡（医学上称之为坏死）。在这种情况下，如果恢复血液供应，血液就会从受损的血管中“溢出”导致脑出血。由于溶栓治疗有严格的时间限制，因此，每一个病人最多只有 1 次静脉溶栓治疗的机会。及时就医就是为了为患者赢得这次宝贵的、治疗效果最好的机会。溶栓治疗如果成功，并不意味着患者从这次脑梗死危机中摆脱出来。因为，在溶栓后的早期，患者有再次发生脑血栓形成的可能性，且没有再次进行溶栓治疗的机会。患者的家属应做好一定的思想准备。在临床实践中，我们不止一次地遇到，在规定的时间窗内，患者的临床症状很轻，不符合溶栓治疗对于疾病严重程度的要求，但随后症状不断加重，甚至完全瘫痪，更有甚者甚至死亡。也不止一次遇到，在启动溶栓治疗程序后，在检查阶段患者症状出现缓解而被迫中止溶栓治疗。这部分病人，特别是病程在 3 ~ 6 小时内者，随后 CT 复查发现梗死灶内出血。目前尚不知道，在溶栓治疗后发生梗死灶内出血的患者中，有多少是因为疾病本身的病理生理所致，有多少是药物治疗的不良反应。但如果发生致死性脑出血，一般归因于药物不良反应。

2. 降纤治疗

限于严格选择适应证的患者，其原则与短暂性脑缺血发作相同。在有适应证的患者，应发病后早期，特别是发病后 12 小时内，及时应用。应用前再次回顾适应证和禁忌症。

3. 抗凝治疗

国内外指南都不推荐在一般脑梗死早期立即使用抗凝治疗，只有在严格选择的病人或长期卧床的病人，才可考虑使用抗凝治疗。

4. 抗血小板药物治疗

这是最重要的治疗，几乎每一个脑梗死的患者都应该接受足够剂量的抗血小板治疗。治疗时机是在发病后48小时内，溶栓治疗24小时后。目前阿司匹林、阿司匹林—双嘧达莫缓释剂、氯比格雷都是一线抗血小板治疗药物，也是获得循证医学充分支持的治疗。临床研究和实践证明及时给予抗血小板药物治疗，可降低患者的死亡率、致残率。

上述治疗都存在导致出血风险增加的可能性，其原因与其治疗机理有关。即其作用机理既是治疗的机制也是不良反应发生的原因。

5. 扩容、“稀释血液”治疗已很少用

曾一度十分流行，目前循证医学并无证据证明扩容、扩血管治疗可改变脑梗死患者的预后。扩容治疗就是常常被人们理解为“稀释血液”的治疗方法（实际内容并不仅局限于此），它会增加患者的血容量，故有可能诱发心衰而给病人带来危害。目前仅用于治疗因血容量不足引起的缺血性脑血管病。

6. 中药治疗

中国医药学是一个伟大的宝库，须要科学、认真地研究。我国在中医药开发和研究方面进行了大量的工作，取得了许多成果，但也暴露出有待改进之处。

（1）机理研究不少

目前我国有诸多中药用于治疗缺血性脑血管病。其中不乏许多中医常用于治疗中风的药物。我国许多医学工作者和部分生产中药的企业，对部分中药进行了药理学研究和临床观察。发现许多中药，在动物实验中，都有防治缺血性脑血管病的作用，并阐明了现代医学理论下的部分作用机理。

（2）严谨的临床研究不多

由于缺少现代科学下的大样本随机双盲对照研究，目前有关中药对缺血性脑血管病的治疗疗效尚不十分清楚。目前三七、丹参、川芎嗪、葛根索红花、养血清脑颗粒、天舒、脑心通胶囊、丹红注射液、银杏叶类和灯盏花类等著名中药常用于治疗缺血性脑血管病，未获得循证医学的充分支持。

（3）现有临床研究有偏倚，报喜不报忧

相关研究学者认为在西药为主的今日，中药治疗心脑血管病是值得鼓励的，但中药的临床疗效分析仍可能存在临床研究偏倚，其原因是没有严格意义的大样本随机双盲研究（即在治疗过程中患者与医生均不知道患者用的是治疗药还是对照药，研究结束后再对数据进行分析研究），而且缺少“无效”文章（与我国杂志不愿意刊登否定疗效的文章有关）。提示我国科技类媒体仍然受到我国报喜不报忧的传统观念的影响。

许多学者认为，应当加强中药的现代科学研究，因为中药的最基本的、最核心的属性是“药”，所谓“脱离中药理论使用中药是不科学的”说法本身是不科学的。此外，许多人认为中药无毒副作用，这种观点也是错误的，“是药三分毒”是中医大夫普遍接受的说法。目前有一部分用于治疗脑血管病的中成药，其说明书上有关“毒副作用（不良反应）”的注明为“不详”或“尚不清楚”，在有关“注意事项”上注明为“不详”或为“忌生、冷、荤、腥”等，此类药物应用时需要格外小心。

（四）神经保护剂

目前神经保护剂种类很多，一般在动物试验上显示有一定疗效，然而在临床研究上常常不能证实有效。目前常用的有胞二磷胆碱等。

（五）外科治疗和血管内介入治疗

可分为在急性期进行的外科治疗、血管内介入治疗、在非急性期进行的外科治疗和血管内介入治疗。通常在急性期进行的外科治疗的主要目的是解决不能用药物控制的高颅压、缓解脑疝组织对脑干的压迫，以达到尽可能挽救患者生命的目的。

（六）康复治疗（见第十一章）

康复治疗对脑血管病整体治疗的效果和重要性已被国际公认。脑卒中患者经康复后，第一年末约60%可达到日常生活活动自理，20%需要一定帮助，15%需要较多帮助，仅5%需要全部帮助；且30%在工作年龄的患者，在病后1 年末可恢复工作 。

1. 康复治疗的原则

康复应尽早进行，调动患者积极性，康复应与治疗并进，康复是一个持续的过程。

2. 三级康复体系

欧美国家，由于实施脑血管病三级康复体系网：1）从病房开始的早期康复，2）康复专科治疗，3）社区康复巩固，使脑血管病的致残率大幅度下降，90%的患者能日常生活完全自理，大大提高了患者生活质量，家庭负担减轻。近年，我国的许多大城市也已经开展这方面的工作，患者与家属应询问了解当地的情况。

第十章 出血性脑血管病的治疗要点

一、脑出血的治疗要点

内科治疗为脑出血的基础治疗，脱水降颅压、调控血压、防治并发症是治疗的中心环节。

（一）一般治疗

包括：

- 卧床休息 2 ~4 周。
- 保持呼吸道通畅，必要时行气管切开。
- 严重者给予吸氧。
- 鼻饲：昏迷或吞咽困难者在发病第 2 ~ 3 天即应鼻饲。
- 对症治疗。
- 预防及治疗感染和并发症。
- 密切观察生命体征。

（二）调控血压

一般可遵循下列原则：

- 先降颅压，后降血压。
- 降颅压后，血压仍≥200/110mmHg 时给予降血压治疗；200 ~ 170/110 ~ 100mmHg，暂可不用降压药。<165/<95mmHg 不需要降压治疗。压降幅度不宜过大，略高于病前水平或<180/105mmHg 即可。
- 血压过低者应升压治疗，以保持脑灌注压。

（三）降颅压

见脑梗死的治疗要点，“减轻脑水肿和降低颅内压”。

（四）关于止血药

一般人认为，“出血”用止血药是最合理不过的事情，实际上循证医学研究证明，只有脑出血是由出凝血机能障碍所致，应用止血药才是合理的，而且一般不超过1周。

（五）亚低温治疗

（六）康复治疗（见第十一章）

（七）手术治疗

自发性脑出血患者是否需手术治疗及手术治疗的时机，目前均尚无定论。手术目的首先是尽快清除血肿、减轻颅内压、挽救生命；其次是尽可能早期减少血肿对周围脑组织的压迫，降低致残率。主要采用的方法有以下几种：去骨瓣减压术、小骨窗开颅血肿清除术、钻孔或锥孔穿刺血肿抽吸术、内窥镜血肿清除术、微创血肿清除术和脑室出血穿刺引流术等。

二、特殊脑出血的治疗要点

（一）华法林相关性脑出血

见于服用该药物预防心脑血管病的患者。治疗要点为尽快逆转凝血缺陷，将血肿增大降至最低限度，以及确定重新开始口服抗凝药的必要性和可行性。治疗措施包括使用维生素K1、新鲜冰冻血浆、凝血酶原复合物浓缩液等。由于患者服用华法林通常都是为了预防闭塞性血管病的风险，因此华法林相关性脑出血病情稳定后，通常要考虑重新开始抗凝治疗。这是一个困难决策，在决策过程中，应权衡缺血性卒中的预防与脑出血复发的风险。

（二）肝素相关性脑出血

见于应用该药治疗的患者。治疗要点为尽快中和肝素的作用，常用药物为硫酸鱼精蛋白。

（三）溶栓治疗相关性脑出血

见于应用溶栓药物治疗缺血性血管病（如脑梗死、心肌梗死）的患者。治疗要点包括输入凝血因子和血小板等紧急经验性治疗。

三、蛛网膜下腔出血的治疗要点

在治疗上，仍以内科处理为基础处理。蛛网膜下腔出血的病人容易再出血，也容易发生脑血管痉挛和脑缺血。

再出血和脑缺血都有可能导致患者的死亡。

（一）内科一般处理（见脑出血的治疗要点）

（二）防治再出血

蛛网膜下腔出血有较高的再出血率。防治再出血的要点为：

- 安静休息。一般应绝对卧床 4～6 周，镇静、镇痛，避免用力和情绪刺激。
- 调控血压。
- 抗纤溶药物（有止血作用，使用 2～3 周或到手术前）。
- 手术治疗。

（三）防治脑动脉痉挛及脑缺血

蛛网膜下腔出血也有较高的脑血管痉挛及发生脑缺血的发生率。主要治疗为：

- 维持正常血压和血容量。
- 早期使用尼莫同（10～14 天）。
- 脑脊液置换（有诱发颅内感染、再出血及脑疝的危险）。
- 手术治疗。

（四）防治脑积水

是患者晚期发生智能障碍的重要原因。主要处理：

- 药物治疗，如醋氮酰胺、甘露醇、速尿等。
- 脑脊液置换术、外引流术、分流术。
- 外科手术。

（五）病变血管的处理

是对病因的处理。

- 血管内治疗。
- 外科手术，可解决病因及诸多蛛网膜下腔出血的并发症。只是有时会受到病情及技术条件限制。
- Y－刀治疗。

第十一章 脑血管病的康复治疗

一、康复治疗的一般原则与目的

脑血管病可导致不同程度的功能障碍，如肢体瘫痪、言语不能、感觉障碍、大小便功能障碍、肢体（躯体）协调功能障碍、智能障碍、情感障碍等。

康复医学根据障碍的程度不同，分为3个层次：

残损：有生理、解剖结构和感觉或运动功能障碍。

残疾：有个体能力受到限制、缺失或不能正常完成某项任务。

残障：个体不能充分参加社交活动。

康复治疗的目的是使脑血管病所导致的神经系统功能障碍、心理障碍尽可能减轻，并希望尽可能地恢复患者的社会机能。康复治疗，应在患者病情稳定以后尽早进行。

当发生急性脑血管意外时，卧床休息无疑是必需的。

但如果既不翻身也不活动手脚，则会引起肌肉松弛、肌肉萎缩、关节僵硬、骨质变脆、疼痛等临床问题。因此医生主张应尽早进行康复治疗。

脑血管病康复治疗的一般原则是：康复应尽早进行，调动患者与家属的积极性，康复与治疗同时进行，强调康复是一个持续的过程。

关于脑血管病的康复治疗，我国脑血管病防治指南有如下建议：

- 重视早期康复。
- 强调持续康复。
- 重视心理康复。
- 重视家庭成员的参与。

二、康复治疗的种类

根据康复治疗所要解决的问题，可分为：针对神经系统功能及症状的康复治疗、针对躯体症状的康复治疗、针对伴随心理障碍或心理疾病的治疗、针对社会功能恢复的康复治疗。根据采用手段的不同，可分为药物治疗、物理学治疗、作业治疗、语言治疗、心理治疗等。

（一）针对神经系统功能及症状的康复治疗

1. 运动功能的康复

（1）急性期

这是脑血管意外发生以后最早期的康复训练。强调康复训练与护理同步进行。主要内容为：A、正确的卧位姿势；B、床上坐位；C、维持关节活动度的训练；D、正确的椅子上的坐姿；E、移动动作训练；F、上下肢自我运动辅助训练；G、活动肩胛骨。

在脑血管病的急性期，如果肢体有严重的瘫痪，在床上进行被动的肢体活动不仅有利于保持良好的关节活动度以利于将来功能的恢复，而且有利于促进瘫痪肢体的血液循环、减轻瘫痪肢体的水肿和预防瘫痪肢体的血栓形成。在被动活动时，要注意肢体的每一个关节都要给予充分的活动，肩关节和髋关节的活动最容易被忽略，需要格外注意。在不活动的时候，患者取平卧位时，应尽可能地将上肢伸直。手也要伸直且手心朝向身体一侧甚至“朝天”。下肢同样要伸直，但脚要与小腿成90度且忌讳“足内翻”。这在医学上称之为保持功能位，其目的是为将来肢体功能的恢复打下良好的体位基础。如果进行坐位、移动训练，需要对意识、血压、脉搏、心电图、呼吸状态、神经学体征有无恶化等进行监控，并在医生监视下慎重地实施。

（2）恢复期

众所周知，尽早进行康复治疗有利于受损的神经系统功能恢复，尤其是运动功能的恢复。许多患者和患者家属认为脑血管病导致的“后遗症”主要要靠服药、针灸、按摩来恢复，这种观点是错误的。

①训练是康复的法宝

就运动功能的恢复而言，最重要的康复治疗是运动。举重运动员力量之所以那么大、体操运动员之所以那么灵活，最主要的“功劳”归于训练。因此，脑血管病导致的运动功能障碍康复的最好方法是训练。其训练的最主要原则是做哪个动作力量不够就训练哪个动作，哪个动作不灵活就训练哪个动作。

②训练要抓住重点

肩关节的抬举和圆环活动、上肢的外展活动、肘关节的伸直活动、前臂外旋动作、腕关节的背屈活动、手的伸直活动比较难恢复，在主动锻炼的过程中需要加强训练。抬腿、膝关节弯曲、足外翻、足趾背屈等动作不容易恢复，是下肢训练的重点。

③循序渐进，难易兼顾

通常上下肢的精细动作较粗大的动作难恢复，在肢体力量获得一定恢复以后，应注意加强精细动作和协调动作的训练。康复训练有一个循序渐进的过程。人是先会坐、后会站、再会走。因此，脑血管病的康复训练通常也是先练坐（注意不是“靠”），后练站，再练走。为了提高患者行走能力，2004 年日本脑卒中治疗指南中特别建议加大下肢的起立—坐下训练和步行训练。就哪些肌肉容易恢复而言，在一般的情况下，支配肢体的最原始功能的肌肉比较容易恢复。如上肢最基本的功能是抓住食物塞进嘴里，因此这一组动作的各个肌肉功能常常恢复得比较早，而伸展胳膊的功能就恢复得比较晚、比较难。又如下肢最基本的功能是站立，因此有利于站立的肌肉常常恢复得比较早，而弯腿（屈膝）的动作恢复得比较晚、比较难。这些恢复比较晚、比较难的动作就是康复训练的重点。

④身心康复并举

通过循序渐进的运动康复训练，患者很快就会发现自己功能上的进步，这有利于患者树立起恢复的信心。故运动的康复训练除了对肢体的功能恢复有利以外，也对修复患者在急性脑血管病后出现的心理反应有利。肢体的康复训练还有利于促进瘫痪肢体的血液循环、减轻瘫痪肢体的水肿。在康复训练的过程中，需要体力上的支付，这有利于热量的消耗，继而有利于血糖、血脂、体重的控制。而对血糖、血脂、体重的控制则有利于降低脑血管病复发的可能性。因此说康复训练有利于降低脑血管病复发的危险性也不为过。

虽然从恢复患者生活自理能力角度考虑，下肢功能训练比上肢重要，在训练的过程中，也常常上下肢分别训练。但在实际康复训练中，应注意上下肢运动训练的均衡性。

2. 感觉障碍的康复

患者的感觉障碍，可以为感觉丧失、减退或异常。通常感觉障碍的康复比较难。主要是没有能提高感觉敏感度的训练方法。对于没有瘫痪的患者，患侧上肢负重训练和上肢运动感觉机能综合训练可能有一定帮助。

3. 失语症和构音障碍的康复

有不少脑血管病的患者伴有言语障碍。其中恢复比较困难的是运动性失语和感觉性失语。运动性失语以口语表达障碍最突出。表现为言语费力、正确发音困难、语调控制困难、词汇少、言语速度慢、语句缺乏语法结构（常用不连续的单词来表达意思）等。大多言语理解尚好。语言理解障碍常常局限于需要分析和比较的句子，如“像马一样大的狗与像狗一样大的马是马大还是狗大”。感觉性失语的患者主要表现为听不懂他人的话（常答非所问），但言语速度正常、语量大、发音清晰、语调正确，可有语法词法错误。当然，也有的患者既不能理解别人的言语，自己言语表达也费力，这种失语称为混合性失语，是失语患者中恢复最为困难的。失读和失写也常与失语症有关。当患者有上述言语障碍时，应接受有关专业康复治疗。当患者仅仅表现为言语不清、欠流利时，可进行家人指点下的言语康复训练。这部分患者主要表现为近似音的发音困难，如b－p、d－t、n－l、g－k、k－h、zh－z、ch－c、sh－s，在康复训练中，应多做练习。失语和言语障碍要从听说读写四个方面来进行。

需要指出的是，脑血管病后发生的失语与脑的结构受损有密切的关系。人的智能活动与语言有相当密切的关系；当语言因脑的结构受到损害而出现问题的时候，这种病人常常伴有不同程度的认知功能的障碍（这与聋哑人不会言语不同；聋哑人大多是由于听觉系统受损从而导致患者没有学会如何说话，他的语言中枢是好的，所以没有智能障碍）。当有失语存在的时候，积极地进行语言康复治疗，对改善患者的认知障碍也有一定帮助。

如果患者口语沟通障碍难以恢复，可使用一些替代方法，如写字板，来解决交流障碍。同时用这些替代方法，边写边读，也有助于言语障碍的康复，特别适合用于言语障碍的早期康复治疗的辅助治疗。

4. 吞咽障碍的康复

吞咽困难85%以上可恢复或减轻。早期应鼻饲。脑卒中患者开始进食的时候，首先应在床边进行了摄食吞咽功能的筛查评价，判断开始经口进食时期是否适当，建议确立好摄食的程序。床边的筛查包括反复咽唾沫及饮水试验。在摄食开始时，如果获得语言治疗师的指导则更好。如果患者吞咽障碍严重长时间存在，经口进食困难，采取经皮内镜下胃造瘘术，其在预后、安全性及营养管理方面均优于经鼻饲管营养。

5. 痉挛的康复

痉挛是脑血管意外的常见症状，由于肌张力增高所致。脑血管意外后，特别是病程的早期，肌张力（活动肢体时遇到的阻力）的逐渐增高是运动功能恢复的早期表现。适度的肌张力增高，也有助于肢体某些重要功能的恢复。如下肢伸肌（负责把腿伸直的肌群）肌张力增高有助于站立和行走。但如果肌力恢复到相对较好的水平时，过高的肌张力就可能成为肢体运动功能进一步恢复的障碍。过高的肌张力会使肢体活动的灵活性降低，活动的范围缩小，从而影响肢体的功能。解决肌张力增高的方法，除了药物之外，运动疗法、理疗、按摩、支具都有一定帮助。在家庭中，对痉挛的肌肉给予按摩同时活动肢体，对于缓解痉挛有一定帮助。严重痉挛者可考虑神经干阻滞、肉毒毒素局部注射和手术治疗。

6. 泌尿功能障碍的康复

在脑卒中患者中并发排尿障碍的频率较高，是阻碍康复的因素，建议进行排尿方式观察、残余尿量测定和尿动力学的检查，以充分地评价。如有感染应进行药物治疗。

7. 认知障碍的康复

对失用、失认、半侧空间忽略、注意力不集中、记忆障碍、智能障碍的患者进行针对损伤功能的恢复训练和代偿训练，而这两种训练（恢复训练和代偿训练）都要以适合实际生活的需要为目标。对记忆障碍者，进行程序化的记忆学习。对于半侧空间忽略，在运动时对空间忽略者给予视觉线索（关注忽略侧的训练）和强调观察训练。对注意障碍，可以考虑通过计算机特异的注意力和注意程序训练，但没有充分的科学根据。

此外，生物反馈治疗，对脑卒中后各种功能恢复有一定作用。

（二）针对躯体症状的康复治疗

尽早康复治疗之所以重要是由于康复治疗延误不仅会影响神经系统功能的恢复，而且会导致脑血管意外后废用综合征的发生。所谓脑血管意外后废用综合征是指由于脑血管意外以后出现的持续长时间的关节僵直、疼痛、肌肉萎缩为主要特征的肢体感觉运动功能障碍。如果局限于某一个关节或几个关节并以疼痛为主时则称为复杂性局部疼痛综合征。如果局限于肩部和手则称为肩－手综合征。

1. 复杂性局部疼痛综合证的处理

（1）预防性治疗：早期肢体的被动活动。

（2）经皮电刺激。经皮电刺激是通过激活内源性阿片肽而镇痛，也可刺激疼痛部位的粗纤维神经，改变传入中枢神经系统的感觉冲动，达到减轻疼痛的目的。

（3）药物治疗：

①抗忧郁药，如阿米替林、曲唑酮等。

②抗癫痫药：如卡马西平（主要对神经电击样的疼痛有效）。

③其他药物：如非甾体类镇痛药、神经妥乐平等。

④神经阻滞治疗。

⑤神经毁损术、交感神经切断术、镇痛刺激器或蛛网膜下腔镇痛泵植入术等，仅适用于上述治疗无效者。

2. 废用综合证

废用综合征的患者除了疼痛以外，常常有关节活动的受限。防治关节活动受限仍然是活动。其活动的程度，以关节不受伤害为主要原则，以患者能够忍受为次要原则。每天 1～2 次，每次 20～30 分钟。

废用综合征患者常有肌肉萎缩和肌肉无力。这种肌肉萎缩和无力是由于不活动造成的。因此鼓励患者活动是防治肌肉萎缩和无力的最重要的方法。长期不活动，常常还伴有骨质疏松。补钙虽然有可能延缓骨质疏松的发展，但通常不能阻止其发展。如欲想解决这个问题，活动是最重要的，不过活动中应注意防止倾跌造成骨折。

3. 长期卧床有可能导致自主神经功能障碍

表现为位置性低血压、消化功能紊乱、内分泌失调等。对于位置性低血压可通过起立床训练。如果没有条件应按脑血管意外急性期康复训练的要点来安排患者的训练。消化功能紊乱常常导致患者营养不良，此时应关注患者的营养摄入。

（三）针对伴随心理障碍或心理疾病的治疗

我们必须清楚地知道，康复治疗绝不仅仅是对神经系统功能的康复训练，也绝不仅仅是对患者躯体病痛的简单处理，虽然让患者没有痛苦或减轻痛苦是医疗的重要内容之一。然而，康复治疗时绝对不能忽视的内容是心理康复和社会功能的恢复。

1. 心理反应人人都有

急性脑血管病发病后，如果病人意识清醒，或多或少会出现心理反应，如恐惧、焦虑、迷茫、自责、对未来丧失信心等。说实话，在一般的情况下，人遇到可能致死致残的情况，出现各种各样的心理反应，就像一颗石头扔进平静的水中会引起涟漪一样，是很正常的事。大约一半以上的病人，在经过治疗以后，随着病情的逐渐好转，上述心理反应，也会像水中的涟漪一样，逐渐归于平复。如果患者这种心理反应持续存在，应视为心理障碍。

2. 早期心理干预，以心理支持为主

脑血管病早期的心理反应的处理与“急性应激障碍”的处理大致相同。即以心理干预为主、以药物治疗为辅。早期心理干预，按道理说，每一个患者都进行，对于预防出现持续性心理障碍有帮助。这种心理干预，从原理上说，应在病后24～48小时之间进行。任何心理干预，按照法律规定，都应由精神专业医师或心理咨询师来完成。

但目前大多由临床医师或护师（士）来兼做，其主要原因是目前我国还没有培养出足够的、符合国家规定的精神专业执业医师或心理咨询师。从哲学层面考虑，早期不论轻重都进行心理干预，符合我国传统的哲学思想，但不符合解决问题时要“抓主要矛盾”和“抓矛盾的主要方面”的现代哲学观点。在脑血管意外急性期，患者最突出的问题是病情不稳定，生命因此而受到威胁。医护的重点自当应关注在怎样减轻脑组织损害的问题上。因此，在临床上，由专业人员对脑血管意外早期患者进行充分的心理干预，有待于社会的进一步发展。然而这并不影响在现有的条件下，尽可能多地给予患者心理支持，以减轻疾病早期的心理反应。

3. 持续四周以上，心理干预或辅以药物

如果上述心理反应持续 4 周以上（此时患者已经进入疾病的恢复期），应按“创伤后应激障碍”或“抑郁症”处理。通常应给予适当的药物治疗。对心理障碍持续时间较长的脑血管病意外患者，积极处理精神－情感－心理问题十分重要。不良的心理状态对于患者的康复极为不利，特别是那些医生觉得有恢复希望而患者本人对康复丧失信心者。我们的体会是这时要告诉患者：

（1）你有恢复、至少是部分恢复的希望。

（2）功能恢复的好坏 70% 要靠自己的锻炼，就像运动员的肌肉一样是训练出来的。

（3）功能恢复的好坏与自己今后的生活质量有关，为获得更好的生活质量进行持续的功能锻炼。

（4）你想不想给你的家人不添麻烦或少添麻烦？如果想，那就好好锻炼。最后这一句话常常是最打动人的，但对习惯依赖家人的人无效。这些话通常医生对患者说有效；家属说可能无效，甚至引起患者误解（误以为你不愿意照顾他）。进行上述心理干预无效者，应给予药物治疗。

对于脑卒中后抑郁的患者，应给予抗抑郁药物治疗。

（四）针对社会功能恢复的康复治疗

1. 每个人都要扮演好自己的角色

一个人活在世界上扮演了许许多多角色。比如他可以同时是父母、儿女，老师、学生，上级、下级等。当他病了以后，他还会有一个新的角色，那就是病人。病人在经过治疗以后，应当回到原有的社会角色中。这个过程就是社会功能恢复的康复治疗。

2. 越早回到社会，越早恢复社会功能

美国医学工作者曾对出院早晚对患者神经系统功能和社会功能的恢复情况的影响进行过随机对照研究。其结果是较早出院的患者神经系统功能和社会功能恢复的情况较出院较晚的患者要更好一些。这个研究提示较早地回到社会中去，不仅有利于社会功能的恢复也有利于神经系统功能的恢复和心理障碍的消除。我们认为，其原理与运动功能恢复的原理相同。想恢复运动功能吗？去活动吧！想运动功能恢复得更好吗？更多地运动去吧！想恢复社会功能吗？回到社会中去吧！想早一点儿恢复社会功能吗？早一点回到社会中去吧！当然患者“生命体征”平稳是前提条件。

3. 社会功能取决于心理状态

人的社会机能受损的程度与机体残损、残疾的程度并不完全平行。《把一切献给党》的作者吴运铎、近年的典型人物张海迪都有严重的残疾，但他们的社会机能都没有严重的受损。有一些心理疾病的患者，如癔症性瘫痪的患者，虽然没有躯体实质上的问题，但却有严重的社会功能受损。一个人，如果没有智能障碍，他的社会机能是否良好，在很大程度上，取决于他的心理状态。

4. 从生活自理开始

关于社会功能的康复训练，可从生活自理开始。如上下床训练、刷牙洗脸训练、穿衣戴帽训练、入厕训练、独自行走训练等。在这些训练过程中，不仅对患者的神经系统功能的训练有强化的作用，而且有利于患者自信心的恢复。在脑血管意外的患者中，常常会见到，经济条件差的患者比经济条件好的患者恢复得更好。其原因就是经济条件不好的患者，在听到医生说训练更重要的时候，他就会为了减轻家庭的经济负担而积极地训练。

第三部分

脑血管病的预防

由于急性脑血管病，发病急骤，有时病情会十分严重，甚至威胁到患者的生命。部分患者经过抢救或治疗，虽然生命得以保存，但留下不同程度后遗症。因此，预防急性脑血管病是非常重要的事情。古人云：上医治未病，是说好的医生应着重于疾病的预防。不仅如此，对于普通人来说，难道不是在急性脑血管病发生之前就去预防它比在它发生之后去治疗它更好么？

在脑血管病的发生和发展的过程中，有哪些危险因素？如何控制这些危险因素？是预防和延缓脑血管病发病的核心问题。

脑血管病有哪些危险因素？根据是否可以控制，分为两大类，一类是不可控的，一类是可以控制的或是可以治疗的。前者如种族、性别、年龄、遗传等。后者如吸烟、饮酒、高血压、糖尿病、高脂血症、肥胖、心脏病、颈动脉狭窄等。其他尚有高钠、高脂、低纤维素与蔬菜水果摄入不足、运动量不足、代谢综合征、高同型半胱氨酸血症、凝血机制异常、口服避孕药等。脑血管病的预防就是通过管理可控的危险因素来达到预防和延缓脑血管病发生的目的。

在这些危险因素中，大多数危险因素是缺血性脑血管病与出血性脑血管病共有的，比如高血压可导致动脉硬化，动脉硬化即可导致缺血性脑血管病也可导致出血性脑血管病。控制这些共有的危险因素对于预防出血性脑血管病和缺血性脑血管病都有重要的价值。有些危险因素通常只是缺血性脑血管病的危险因素，如心脏病、颈动脉狭窄。凝血机制与之不同，当其实验室结果倾向于凝血时为缺血性脑血管病危险因素，倾向于出血时则为出血性脑血管病危险因素。

脑血管病的预防可以分为首次脑血管意外的预防和急性脑血管病复发的预防。前者称之为一级预防，后者称为二级预防。第十二章和第十三章所述对脑血管病危险因素的管控为一级预防。

第十二章
主要危险因素的管控

在我国脑血管病防治指南中，主要可控危险因素包括两大类：不良嗜好类和疾病类。

一、不良嗜好类危险因素的管控

不良嗜好类危险因素包括吸烟与饮酒。

（一）吸烟

吸烟是一个公认的心脑血管病的危险因素，也是肺癌的危险因素。其对机体病理生理作用是多方面的。主要影响全身血管系统和血液流变学，如使血管硬化，弹性减低，升高纤维蛋白原的水平，促使血小板聚集，降低高密度脂蛋白水平等。Shinton 对 22 项研究结果进行 Meta 分析（统计学中的一种对不同文献进行提取精华的分析方法，又称荟萃分析）表明，吸烟是一个可诱发脑卒中的独立危险因素。它与年龄、高血压和相关的心脑血管疾病危险因素无关，其危险度随吸烟量增加而增加。大量前瞻性研究和病例对照研究结果也证实吸烟者发生缺血性卒中的相对危险度约在2.5～5.6。

长期被动吸烟也可增加脑血管病的发病危险。Bonita和其同事发现，在去除年龄、性别、高血压史、心脏病和糖尿病的影响后，长期被动吸烟者其卒中发病危险比不暴露者相对危险增加1.82倍，且在男性和女性中都有显著意义。

鉴于吸烟的上述危害，各国心脑血管病防治指南都强烈推荐戒烟。

（二）饮酒

酒精对脑血管的影响与其对心脏的影响一样取决于饮入量，而且与性别有关。国外研究显示，男性每日饮酒22～28克（以酒精含量计算），每周饮酒4天以上，有可能降低缺血性心脑血管病的风险；然而如果每日饮酒超过55～70克（以酒精含量计算），则缺血性脑血管病的危险性显著增加。酒精导致缺血性脑血管病风险增加的机制是多方面的，涉及引起血压波动、高凝状态、心律失常等因素。尽管国人常常认为女性比男性更加耐受酒精，但实际上，酒精对女性的危害要比男性大1倍。鉴于酒精过量带来的心脑血管病风险，各国心脑血管病指南并不推荐少量饮酒来预防心脑血管病。对于大量饮酒者和酒精依赖者，建议戒酒。

二、疾病类危险因素的管控

对所有的疾病类危险因素的管控，均应按现代医学的临床研究成果的指导进行。这是因为现代医学的临床研究成果都是在观察、分析、实验（寻找、验证机理）、再观察、再分析、再实验……的反复实践的过程中获得的，其机理一般都是明确的。其对疾病发生、发展的过程及其发生、发展的规律的理解，是在宏观世界和微观世界两个层面上获得的。目前推荐的药物治疗都是根据循证医学研究结果进行分级推荐的，特别是高等级推荐的治疗都是经过统计学处理证明是有利于病人的或利大于弊的。

必须指出的是，所有疾病类危险因素的管控都是在治疗性改变生活方式的基础上进行的。此外，保持良好的心态也十分重要，其主导的信念应该是：听从医生的劝告，为了活得更好而控制已经存在的疾病类危险因素，防止或延缓新的疾病类危险因素出现，防止或延缓心脑血管病的发生。

主要疾病类危险因素有：高血压、糖尿病、高脂血症、肥胖、心脏病、颈动脉狭窄。

（一）高血压

高血压是早已被世界公认为脑血管病（包括出血性和缺血性脑血管病）最重要的危险因素，血压的水平与脑血管病危险性的增加呈线性关系。而早期治疗高血压可以明显降低脑血管病的发病率和死亡率。在不同民族中，高血压对心脑血管的危害强度是不同的。东亚人群汇总分析结果表明，在中国、日本等东亚人群中，血压升高对脑卒中发病的作用强度约为西方国家人群的1.5倍。国内研究显示，在控制了其他危险因素后，收缩压每升高10mmHg，脑卒中发病的相对危险增加49%，舒张压每增加5mmHg，脑卒中发病的相对危险增加46%。控制高血压可明显减少脑卒中，同时也有助于预防或减少其他靶器官损害，包括充血性心力衰竭。一项中国老年收缩期高血压临床随机对照试验结果显示，随访4年后，降压治疗组比安慰剂对照组脑卒中的死亡率降低58%，提示治疗与不治疗二者的结局相差是很大的。由于高血压对中国人的危害比对西方白种人危害更大，因此，我国应该比西方国家更加重视对高血压的治疗。

1. 诊断标准和分级

目前各国对高血压都进行了分级分层管理，目前我国对高血压的诊断标准如下：

正常血压	120～129	/	80～84 mmHg
正常高限	130～139	/	85～89 mmHg
高血压	≥140	/	≥90 mmHg
1级	140～159	/	90～99 mmHg
2级	160～179	/	100～109 mmHg
3级	≥180	/	≥110 mmHg

2. 高血压必须按危险度分层

根据高血压患者是否存在其他心脑血管病危险因素或是否发生过心脑血管意外对高血压进行危险度分层。现根据我国脑血管病防治指南和2007年欧洲高血压处理指南汇总于下：

表1　血压的危险度分层

血压（mmHg）	男＜55岁 女＜65岁	危险因素1～2个	危险因素多于2个	有糖尿病、代谢综合征或亚临床靶器官损害	患过心脑血管意外或等同疾病
120～129/80～84	平均危险	低危	中（高）危	中（高）危	极高危
130～139/85～89	平均危险	低危	高危	高危	极高危
140～159/90～99	低危	中危	高危	高危	极高危
160～179/100～109	中危	中危	高危	高危	极高危
≥180/≥110	高危	极高危	极高危	极高危	极高危

亚临床靶器官损害包括：左心室肥厚、心肌缺血、心律失常、腔隙性脑梗死、脑白质损害、脑血流量减少、颈动脉壁内膜增厚（＞0.9mm）或斑块、动脉硬化（颈动脉－股动脉脉搏速率＞12米/秒、踝/肱血压指数＜0.9）、血肌酐轻度增高、肾小球滤过率＜60ml/分/1.73平方米或肌酐清除率降低＜60ml/分、微量蛋白尿、眼底出血（渗出）等。

另外，当收缩压＞160mmHg而舒张压＜70mmHg，说明患者的动脉硬化严重，应将危险分层提高一个等级。

从这个表中，我们可以看到：

（1）如果患者有糖尿病、代谢综合征、亚临床靶器官（心、脑、血管、肾、眼）损害时，发生心脑血管意外的危险度大致与存在3个或3个以上的危险因素相当；除非血压正常，否则发生心脑血管病意外的危险分层至少为高危。

（2）当血压处于高血压3级，除非没有任何危险因素，否则发生心脑血管意外的危险度分层都为极高危。

（3）如果患者发生过心脑血管意外，不论患者血压如何，再次发生心脑血管意外的危险度分层都为极高危。换句话说，如果患者有多种易患心脑血管意外的疾病、多个（2个以上）危险因素、血压极高或曾发生过心脑血管意外时，发生心脑血管意外的可能性非常大。因此，必须严格按照医生的嘱咐控制血压。

3. 生活方式和药物治疗同等重要

高血压患者饮食习惯的改变主要是控制钠的摄入，其次是减少脂肪摄入。不良嗜好的改变主要是戒烟，其次是限酒。适当增加体力活动，也很重要。为早期发现高血压病，35岁以前至少应每2年测血压1次；35岁（含35岁）以后，每年至少应测血压1次。在发现高血压病后，医生是根据血压的危险分层进行处理的，其流程大致如下图。

作为患者，应当密切配合医生的治疗。如果血压处于正常高限，就应该改变生活方式，低盐、低脂、戒烟、限酒、控制体重、多膳食纤维、多活动、保持良好心态（参见第十三章）。

血压轻度升高（高血压1级）且危险分层为低危的

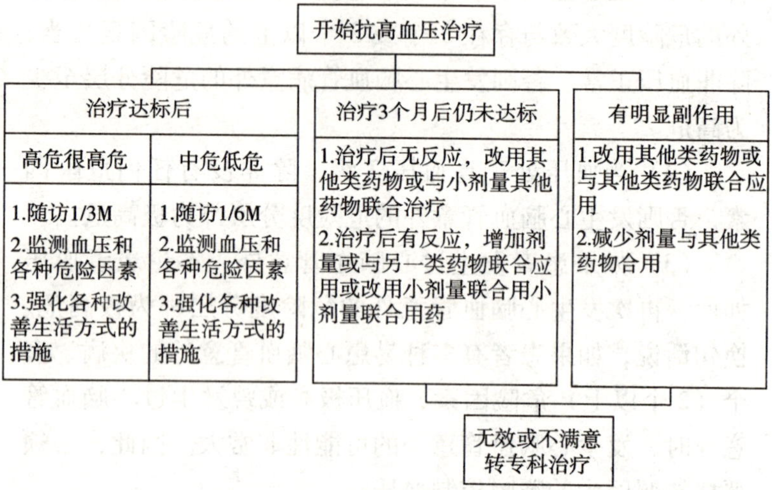

图 高血压处理流程

患者，初始，医生可能只是让你改变生活方式。但如果改变生活方式 3 个月以后，血压仍高于正常，则需要服药控制血压。在服药的早期，应每天观察服药后血压变化的情况，注意服药后有哪些不良反应，并反馈给医生。血压控制达标以后，至少应每 2 ~ 3 月测血压 1 次。中低危患者应按要求每半年前往医院随访 1 次。高危以上的患者应每 3 个月前往医院随访 1 次。如若病情突然变化，应立即前往医院就诊。

（二）糖尿病

糖尿病易引起脑血管病，现已为人们所重视。据统计，约有 10% ~30% 脑血管病病人患有糖尿病（主要是 2 型糖尿病），而急性脑血管病也是糖尿病患者死亡的主要原因。有糖尿病者，患缺血性脑血管病的可能性是一般人的2.6～2.8倍。

糖尿病是一种以血糖增高为主要特征的内分泌疾病。主要是由于患者胰岛β细胞分泌胰岛素不足或靶组织细胞对胰岛素敏感性降低（胰岛素抵抗）所致。胰岛β细胞分泌胰岛素不足，可以是绝对的，也可以是相对的。胰岛素分泌不足或胰岛素抵抗不仅会引起糖代谢紊乱，还可引起脂肪和蛋白质代谢紊乱。如在糖尿病时由于血糖增高会使葡萄糖和游离脂肪酸通过磷脂酸途径合成过多的甘油三酯，引起甘油三酯增高。

由于葡萄糖水平升高和高脂血症会导致血管损害。因此糖尿病患者动脉硬化的发生率要比没有糖尿病的人群高得多（大约是正常人的10倍），年龄上要早得多，发展的速度要快得多，血管受累的范围要广得多，严重程度也要重得多。病变主要位于脑动脉、冠状动脉和下肢动脉。动脉硬化，使动脉弹性减弱，故容易发生各种脑血管病。

血糖增高使血液黏度增高，血流速度变缓；动脉内膜粗糙，有炎性因子聚集，易造成血小板在动脉壁上附着；从而启动病理性凝血过程发生血栓。此外，多尿的病人有可能由于多尿导致患者脱水使血液黏度增加。在糖尿病患者如果发生以发热、呕吐、进食饮水障碍或腹泻等临床症状为特征的疾病时（如胃肠炎、胆结石、泌尿系结石、肠梗阻等疾病）也容易导致新显现的、附加的高凝状态。

早在2000多年以前我国的先人就已经认识到了糖尿病这种疾病的存在，并称之为“消渴症”。临床表现为以多饮、多尿、多食及消瘦、疲乏、尿甜为主要特征。

糖尿病分1型糖尿病、2型糖尿病和妊娠期糖尿病。其中1型糖尿病多发生于青少年，必须依赖胰岛素治疗维持生命。2型糖尿病多见于30岁以后的中、老年人。2型糖尿病患者发病隐袭，不少病人在确诊之前就已经有了慢性并发症，有时甚至是因为这些并发症就诊时才发现患糖尿病的。在这里必须指出的是，有些患者和家属根据中医关于糖尿病相关症状的记载来判断有无糖尿病和血糖的高低，这是极为不科学的。笔者就曾遇到这样的病人家属，患者的血糖指标已经处于高渗昏迷的程度，但患者家属却认为患者没有中医所说的血糖升高的任何症状，否认医生的诊断。

1. 糖尿病的诊断标准

有典型的临床症状（多尿、多饮、多食、消瘦、疲乏）且任意时间血糖高于11.1mmol/L或空腹血糖高于7.0mmol/L或口服葡萄糖耐量试验2小时血糖高于11.1mmol/L；或2次血糖高于上述数值；或空腹血糖和口服葡萄糖耐量试验均高于上述数值。

如果餐前血糖或口服葡萄糖耐量试验血糖没有达到诊断糖尿病的标准，但高于相应正常值者，分别称为空腹血糖受损和口服葡萄糖耐量受损（糖耐量受损），应视为糖尿病前期的指征。其静脉血糖参数如下：

正　　常：	空腹3.9～<6.1mmol/L，	餐后2小时 <7.8mmol/L
空腹血糖受损：	空腹6.1～<7.0mmol/L，	餐后2小时 <7.8mmol/L
糖耐量受损：	空腹 <6.1mmol/L，	餐后2小时 ≥7.8～<11.1mmol/L
糖　尿　病：	空腹 ≥7.0mmol/L，	餐后2小时 ≥11.1mmol/L

（1）糖尿病筛查

美国2008年糖尿病诊疗指南指出：为早期发现糖尿病，有下列特征的人群应定期进行糖尿病相关的检查：肥胖、体育活动不足、1级亲属患有糖尿病、分娩过巨大婴儿的妇女或曾患妊娠糖尿病的妇女、高血压（含服降压药者）、高密度脂蛋白胆固醇 < 0.9mmol/L（35mg/dl），甘油三酯 > 2.82mmol/L（250mg/dl）、患多囊卵巢的妇女、以往有糖耐量异常或空腹血糖异常者、有心脑血管病病史者、年龄大于45岁者。如果检查结果无异常，至少每3年复查一次。

（2）糖尿病前期危害大

如果血糖检查结果支持糖尿病或糖尿病前期（空腹血糖受损或糖耐量受损），应积极地控制饮食、增加体育活动（参见第十三章相关内容），如2～3个月后血糖控制仍不满意，应及时接受药物治疗。在接受药物治疗的早期，除了遵照医生的指示按剂量、按规定服药（或注射胰岛素）外，还应当密切注意血糖的变化。在饮食上，严格控制碳水化合物的摄入（一般每日200～350克），因为糖尿病患者摄入碳水化合物的量与血糖有极为密切的关系。如果目前主食摄入已经在350克以下，那么，再减少15%～20%是一个可考虑的选择。接受药物治疗后，也务必注意生活的规律性，每天的饮食摄入的热量、每天活动的量都必须十分稳定。此外，还要警惕低血糖的发生。为控制血糖，如果经济许可，应自备血糖仪。

2. 积极治疗超越降糖

糖尿病作为动脉硬化的重要危险因素，在2009年启动《动脉硬化性疾病一级预防中国专家共识》的讨论中被放在非常重要的位置，对于血糖的管理推荐也占了相当的篇幅。因为大多数糖尿病患者的死亡原因是心脑血管并发症。所以糖尿病治疗的基本要点就是要尽快阻止高血糖对血管的损害，保护心脑血管，减缓、停止、逆转动脉粥样硬化的病理过程。

最近的结果显示，糖化血红蛋白（HBAlc）每降低1%，糖尿病相关死亡就降低20%，心肌梗死降低14%。

（1）糖尿病应尽早开始降糖

糖尿病患者应当尽早开始降糖药物治疗。这是国内、国际晚近糖尿病指南（2007）最突出的改变。直至2004年的指南对于糖尿病的治疗仍是以饮食和生活方式改善为起始治疗，2~3月无效才启动降糖药物治疗。而现在认为糖尿病，一旦确诊就应立即启动药物治疗，必须抓紧时间，积极治疗，逆转动脉损害，预防心脑血管意外事件。

（2）糖尿病前期，根据危险度决定治疗

最近对于糖尿病前期的治疗，逐渐转为更积极。因为现已明确，糖尿病前期已经引起心脑血管严重、不易逆转损害。糖尿病前期患者的心脑血管病事件发生率已大幅上升，约为正常人的2~3倍。当糖尿病诊断确定时，糖尿病已经造成的大血管的损害，与曾经发生过一次心梗的患者相当，发生心脑血管事件的风险约为每10年20%。这说明为了防治心脑血管病，糖尿病治疗必须提前，而且近年的大量研究证明，对于糖尿病或糖尿病前期患者，进行积极的降糖治疗能减少心脑血管事件发生率达35%～40%。

（3）综合治疗，保护血管

对糖尿病人要进行全面治疗：

①生活方式治疗：饮食、运动、心理全面调整、改善。

②控制所有危险因素：积极纠正糖代谢、脂代谢、改善胰岛素抵抗、控制血压、控制体重等各种危险因素。治疗目标是通过纠正糖尿病患者不良的生活方式和代谢紊乱，保护、争取逆转胰岛功能损害，以防止发生急、慢性并发症，特别是心、脑、肾、眼、下肢损害的风险。

3. 糖尿病的并发症

糖尿病有许多并发症，可波及心血管、肾脏、神经系统、眼睛、感染等，有些并发症可能在短时间内危及患者生命，如糖尿病酮症酸中毒、高渗性昏迷、乳酸性酸中毒。感染和消化道疾病是这些急剧发生的并发症的最常见的诱因。此外，妊娠、分娩等生理过程也可能引发上述问题。因此一旦患者出现上述问题，应及时就诊，以防糖尿病危象的发生。另外，感染、消化道疾病的发生，也常常是糖尿病患者发生心脑血管意外或心脑血管意外复发的重要诱因。

糖尿病常常伴有甘油三酯增高及高密度脂蛋白胆固醇降低，不少患者还同时患有肥胖、高血压、心脏病、其他血脂异常等疾病。在处理糖尿病的同时，对这些疾病也应给予积极的处理。糖尿病患者，如果同时患有上述疾病，其心脑血管病的危险分层至少处于高危分层上，一般应当服用阿司匹林预防之。

4. 必须警惕低血糖

低血糖是每一个糖尿病患者和糖尿病患者家属都应该了解的和知道怎样处理的急症。

典型低血糖的临床表现为：

（1）先兆症状：主要是肾上腺素能症状，包括出汗、神经质、颤抖、无力、心悸、饥饿感等。

（2）中枢神经系统的表现，包括意识混乱、行为异常、视力障碍、木僵、昏迷、抽搐等。

在通常的情况下，低血糖患者出现的先兆症状（肾上腺素能症状）有警示作用，让患者和家属有一个识别和处理的机会。此时首选的处理是给予葡萄糖（15～20g），也可用含有葡萄糖的碳水化合物，如果治疗15分钟后症状没有缓解或血糖仍低于正常（用自备血糖仪测得），需要再次补充治疗。一旦血糖正常后，患者应该继续加一次正常饮食，以预防低血糖复发。

5. 无先兆的低血糖

然而在有些情况下，可能没有任何警示症状，但血糖却低于正常。这种低血糖称为无症状性低血糖，又称未察觉的低血糖。其含义有两个：

（1）没有肾上腺素能症状和轻微神经系统症状等警示症状，而直接出现昏迷、抽搐等严重神经系统症状，甚至因此而导致死亡。

（2）没有任何症状的低血糖。

在糖尿病时主要预防的是前一种无症状性低血糖，因为它有可能导致患者死亡。如果糖尿病患者突然出现精神一行为异常，甚至意识丧失、抽搐等神经系统症状，应立即前往医院诊治。

6. 夜间发生的低血糖

此外，如果自己监测血糖发现晚上的血糖正常，而早晨血糖明显高于正常，也应前往医院就诊，因为可能发生过夜间低血糖。凡是发生过低血糖的病人都应当及时到医院就诊，因为低血糖的发生可能意味着需要对降糖药物治疗方案作适当的调整。

7. 与低血糖相关的问题

（1）饮酒

接受控制血糖药物治疗患者应该戒酒。饮酒也可导致低血糖。接受降糖药物治疗的患者，饮酒会增加低血糖的发生率。由于低血糖的症状有时与醉酒的症状非常类似，故容易被自己和他人误认为是醉酒而忽略，贻误治疗时机。

（2）β受体阻滞剂药物

糖尿病的患者有时同时存在有高血压、心脏病，这部分病人有可能接受肾上腺素能β受体阻滞剂治疗来控制高血压或心脏病。该类药物可对抗低血糖时肾上腺素能的症状，病人在发生低血糖的时候，有可能在没有任何警示症状的情况下，突然出现意识丧失、抽搐等严重的神经系统症状。故同时服用β受体阻滞剂药物的患者必须警惕这种无症状性低血糖发生的可能性。

（三）高脂血症与血脂异常

高脂血症应当是指血浆中脂类物质浓度超过正常范围。血脂包括脂质及脂肪。脂质主要是磷脂、糖脂、固醇及类固醇；脂肪主要是甘油三酯。众所周知，血脂过高会导致动脉粥样硬化。过氧化脂质是脂质过度氧化的产物，参与动脉硬化形成的过程。当血脂高时，体内的过氧化脂质也会增多，从而加速了动脉硬化的进程。

1. 血脂的来源

血液中的胆固醇除来自食物外，人体的肝及大肠也能合成。当食物中摄入胆固醇过多或肝内合成过多，胆固醇排泄过少，胆管阻塞，都会造成高胆固醇血症。

甘油三酯食物中的脂肪主要成分是甘油三酯，经小肠消化、吸收、合成后进入血液循环；同样，甘油三酯除来源于食物以外，也可在肝内利用糖、甘油和脂肪酸作原料，通过磷脂酸途径合成；此外，甘油三酯还能在脂肪组织中利用糖分解提供的α－磷酸甘油和脂肪酸合成。脂肪组织不仅能合成甘油三酯，还能大量储存甘油三酯。

高脂血症根据是否与全身疾病有关或与药物有关，分为原发性和继发性两类。

（1）原发性，属遗传性代谢紊乱，相对后者少见。

（2）继发性，常见于摄入过多、控制不良的糖尿病、饮酒、甲状腺机能减退症、肾病综合征、胆道阻塞、口服避孕药等。根据血脂异常的成分不同，分为高胆固醇血症、高低密度脂蛋白－胆固醇血症、高甘油三酯血症、混合型高脂血症和低高密度脂蛋白血-胆固醇血症等。此外，对于遗传性高脂血症还可以进行基因分型。

2. 血脂的功能和负面作用

血液中的脂大多与脂蛋白结合运输到组织中提供能量或进行逆运转。

应用超速离心法，按密度高低，可将脂蛋白分为乳糜微粒（密度<0.95）、极低密度脂蛋白（密度<1.006）、中间密度脂蛋白（密度在1.006~1.019之间）、低密度脂蛋白（密度在1.019~1.063之间）和高密度脂蛋白（密度在1.063~1.210之间）5种。脂蛋白的密度越高，粒子的直径就越小。有人将中间密度脂蛋白和高密度脂蛋白，再根据密度的不同分为若干亚组，但临床意义并非很大。此外，还有一种脂蛋白称为脂蛋白（a），系由肝脏合成，密度在1.050~1.120之间，也被认为与心脑血管病有关。

乳糜微粒和极低密度脂蛋白，分别大约含有90%和55%的甘油三酯，称为富含甘油三酯脂蛋白。中间密度脂蛋白和低密度脂蛋白含有较多的胆固醇。由于这些脂蛋白含胆固醇和甘油三酯较高，容易在动脉内膜中浸润沉积，促使血管平滑肌细胞增生，造成动脉硬化。它的含量越高，动脉硬化的程度越重。相反，高密度脂蛋白可将胆固醇从周围组织包括动脉粥样硬化斑块转运到肝脏进行再循环或以胆酸的形式排泄。此过程称为胆固醇逆转运，起到清除动脉血管内胆固醇的作用，这样就能减少血管壁中脂肪的沉积，而起到保护血管的作用。

大量研究证实血脂异常与心脑血管病有着密切的关系，尤其是总胆固醇、低密度脂蛋白胆固醇、高密度脂蛋白胆固醇浓度和甘油三酯。这四项指标是2007年我国成人血脂异常防治指南规定的基本检测项目。所谓X密度脂蛋白胆固醇的含义是X密度脂蛋白中结合的胆固醇。

近年来非高密度脂蛋白胆固醇受到临床重视。非高密度脂蛋白胆固醇是指除高密度脂蛋白胆固醇以外的其他脂蛋白中所含有的胆固醇的总和。其中低密度脂蛋白胆固醇占70%以上。计算非高密度脂蛋白胆固醇的公式如下：

（1）减法：

非高密度脂蛋白胆固醇＝总胆固醇减去高密度脂蛋白胆固醇。

（2）加法：

非高密度脂蛋白胆固醇＝极低密度脂蛋白胆固醇＋中间密度脂蛋白胆固醇＋低密度脂蛋白胆固醇。

（3）估算法：

非高密度脂蛋白胆固醇≈低密度脂蛋白胆固醇＋0.78mmol/L（30mg/dl）。

3. 血脂的合适水平（不是“正常值”）

目前不论国内外都尚不清楚人类总胆固醇和低密度脂蛋白胆固醇的绝对正常值是多少（既能满足生理需求，又不会增加缺血性心血管病的风险），故国外所有相关指南均未明确其正常值（实验室正常值是有的，但实验室正常值与这里提到的正常值含义不同，不要混淆）。由于血脂没有正常值，且又包括高密度脂蛋白胆固醇降低，因此，所谓高脂血症实际应当称之为血脂异常。2007 年，我国根据中国的实际情况制定了我国新的成人血脂水平分层标准：

表 2 我国成人血脂水平分层标准

	血脂项目			
	TC * mmol/L(mg/dl)	LDL－C * mmol/L(mg/dl)	HDL－C * mmol/L(mg/dl)	甘油三酯 mmol/L(mg/dl)
合适	<5.18 (<200)	<3.37 (<130)	>1.04 (>40)	<1.70 (<150)
边缘升高	5.18～6.19 (200～239)	3.37～4.13 (130～159)		1.70～2.26 (150～199)
升高	≥6.20 (≥240)	≥4.14 (≥160)	≥1.55 (≥60)	≥2.26 (≥200)
降低			<1.04 (<40)	

*TC：总胆固醇，LDL－C：低密度脂蛋白胆固醇，HDL：高密度脂蛋白胆固醇。

根据最近的研究，在东方人群中血清总胆固醇每增加 0.6mmol/L（23mg/dl），冠心病发病的相对危险增加 34%。我国研究显示，总胆固醇水平从 3.63mmol/L 开始，随着总胆固醇水平的升高，缺血性心血管病发病的风险增高。当总胆固醇达到分层标准的边缘升高水平时，缺血性心血管病的发病危险较 <3.63mmol/L（140mg/dl）时增高 50% 左右；当到达升高水平时，较 <3.63mmol/L 时增高 2 倍以上。

低密度脂蛋白胆固醇 <3.37mmol/L、≥4.14mmol/L 的缺血性心血管病危险分别与总胆固醇 <5.18mmol/L、

≥6.20mmol/L所对应的心血管病危险相当。

当高密度脂蛋白胆固醇<1.04mmol/L时较≥1.55mmol/L时缺血性心血管病的发病危险增高50%。大量的流行病资料表明，血高密度脂蛋白胆固醇水平与冠心病发病呈负相关（高密度脂蛋白胆固醇越高，冠心病发病的风险就越低）。流行病学资料发现高密度脂蛋白胆固醇水平每增加0.40mmol/L（15mg/dl），则冠心病危险性降低2%~3%。若高密度脂蛋白胆固醇>1.55mmol/L被认为是冠心病的保护性因素。

我国现有队列研究表明，甘油三酯也随其水平上升缺血性心血管病发病危险升高，但统计学分析未达到显著意义，并考虑到甘油三酯与心血管病的关系受多种因素的影响，仍沿用1997年《血脂异常防治建议》的标准。

此外，我国流行病学研究资料表明血脂异常是冠心病发病的危险因素，其作用强度与西方人群相同。我国人群血总胆固醇水平增高不仅增加冠心病发病危险，也增加缺血性脑卒中发病危险。故将血脂异常防治不仅应着眼于冠心病的同时也应着眼于急性脑血管病。

监测资料和多个队列随访资料均表明我国急性缺血性脑血管病的发病率约为冠心病事件的2倍以上。说明如果照搬西方人群仅靠冠心病发病危险作为衡量个体或群体存在的心血管病综合危险是不合适的。为了更为恰当地反映血脂异常对我国人群健康的潜在危害，我国学者提出用缺血性血管病来反映血脂异常及其他心血管病主要危险因素的综合致病危险。与仅使用冠心病发病危险相比，这一新指标使得对我国人群心血管健康绝对危险的估计升至原来的3~5倍，更恰当地显示了胆固醇升高对我国人群的潜在危险。

4. 血脂的危险分层

与高血压有危险度分层一样，血脂异常也有危险分层。

表3 我国成人血脂异常危险分层方案

	边缘升高（TC 5.18~6.18，LDL－C 3.37~4.13）＊	升高（TC ≥ 6.19，LDL－C≥4.14）
无高血压且其他危险因素＊＊<3	低危	低危
高血压，或其他危险因素≥3	低危	中危
高血压＋其他危险因素≥1	中危	高危
冠心病＊＊＊及等危症＊＊＊＊	高危	高危

＊TC：总胆固醇，LDL－C：低密度脂蛋白－胆固醇。

＊＊其他危险因素：①年龄（男性≥45岁，女性≥55岁）；②吸烟；③低高密度脂蛋白胆固醇血症；④肥胖；⑤早发缺血性心血管病家族史（一级男性亲属发病时<55岁，一级女性亲属发病时<65岁）。

＊＊＊冠心病：指急性冠脉综合征（包括不稳定性心绞痛和急性心肌梗死）、稳定性心绞痛、陈旧性心肌梗死、有客观证据的心肌缺血、冠脉介入及冠脉手术后患者。

＊＊＊＊等危症：①有临床表现的冠状动脉以外动脉的动脉粥样硬化，包括缺血性脑血管病、周围动脉疾病、腹主动脉瘤和症状性颈动脉病等；②糖尿病；③有多种危险因素其发生主要冠脉事件的危险

相当于已确立的冠心病。

5. 治疗

目前国内关于血脂异常的处理原则是根据2007年《中国成人血脂异常防治指南》确定的。参考处理原则则是美国2004年国家胆固醇教育项目成人治疗小组第三次讨论（ATPⅢ）。

这两个指南处理原则大致是相同的。中高危人群一旦用药就应将低密度脂蛋白胆固醇水平降低30%～40%。在决定采用药物进行调脂治疗时，需要全面了解患者患冠心病及伴随的危险因素情况。在进行调脂治疗时，应将降低低密度脂蛋白胆固醇作为首要目标。临床上在决定开始药物调脂治疗以及拟定达到的目标值时，需要考虑患者是否存在冠心病及其他与冠心病相关的危险因素，即除低密度脂蛋白胆固醇以外的危险因素。分析这些危险因素有助判断发生急性心脑血管病的危险程度，由此决定降低低密度脂蛋白胆固醇及总胆固醇的目标值。《中国成人血脂异常防治指南》制定小组，根据我国人群的实际情况，并结合国内外循证医学的证据，于2007年修订了《中国成人血脂异常防治指南》。这个指南制定了不同心脑血管病危险程度下血脂异常的治疗目标值，以及开始治疗的水平。有关胆固醇的开始治疗的水平和希望达到的治疗目标值见表4。

在控制血脂时，不论国内外，都把控制目标进一步分为首要目标（主靶）和次级目标（次靶）。

表4 不同心脑血管病危险度分层与治疗目标
（2007年《中国成人血脂异常防治指南》推荐）

危险等级	开始改变生活方式 mmol/L（mg/dl）	开始药物治疗 mmol/L（mg/dl）	治疗目标 mmol/L（mg/dl）
低危	总胆固醇≥6.22（≥240） LDL－C ≥4.14（≥160）	总胆固醇≥6.99（≥270） LDL－C ≥4.92（≥190）	总胆固醇<6.22（<240） LDL－C <4.14（<160）
中危	总胆固醇≥5.18（≥200） LDL－C ≥3.37（≥130）	总胆固醇≥6.22（≥240） LDL－C ≥4.14（≥160）	总胆固醇<5.18（<200） LDL－C <3.37（<130）
高危	总胆固醇≥4.14（≥160） LDL－C ≥2.59（≥100）	总胆固醇≥4.14（≥160） LDL－C ≥2.59（≥100）	总胆固醇<4.14（<160） LDL－C <2.59（<100）
极高危	总胆固醇≥3.11（≥120） LDL－C ≥2.07（≥80）	总胆固醇≥4.14（≥160） LDL－C ≥2.07（≥80）	总胆固醇<3.11（<120） LDL－C <2.07（<80）

注：LDL－C，低密度脂蛋白胆固醇；TC，总胆固醇。

本表记忆比较困难，可利用边缘升高最低值来记忆不同危险分层处理要点（见附表1－1至附表1－4）。

血清甘油三酯的理想水平是<1.7mmol/L（150mg/dl），高密度脂蛋白胆固醇的理想水平是≥1.04mmol/L（40mg/dl）。对于甘油三酯轻、中度升高的患者，仍以低密度脂蛋白—胆固醇达标为主。若甘油三酯水平在2.26～5.65mmol/L（200～500mg/dl）者，非高密度脂蛋白胆固

醇（计算方法非高密度脂蛋白胆固醇＝总胆固醇－高密度脂蛋白胆固醇）成为次级目标，其目标值为低密度脂蛋白胆固醇＋0.78mmol/L。对于重度高甘油三酯血症者（≥5.65mmol/dl，≥500mg/dl）为防止急性胰腺炎的发生，应首先积极降甘油三酯。

美国ATPⅢ指南对血脂的控制大致与我国的标准相同，只是在高危、极高危时对低密度脂蛋白胆固醇控制得更严一些。主要指标如下：

首要目标（主靶）为低密度脂蛋白胆固醇，其目标值和考虑开始药物治疗值如下：

极高危（有心脑血管病史＋多种主要危险因素（尤其是糖尿病、危险因素控制不良、代谢综合征））：推荐值＜70mg/dl（大约为＜1.82mmol/L），开始药物治疗值≥100mg/dl。

高危（10年心血管病风险＞20%）：希望值＜70mg/dl，推荐值＜100mg/dl（大约为＜2.6mmol/L），开始药物治疗值≥100mg/dl。

复合危险因素（10年风险10%～20%）：希望值＜100mg/dl，推荐值＜130mg/dl（大约为＜3.38mmol/L），开始药物治疗值≥130mg/dl。

复合危险因素（10年风险＜10%）：希望值与推荐值均为＜130mg/dl，开始药物治疗值≥160mg/dl（大约为＜4.16mmol/L）。

0～1个危险因素：希望值与推荐值均为＜160mg/dl，开始药物治疗值≥190mg/dl（大约为＜4.94mmol/L）。

次级目标（次靶）为非高密度脂蛋白胆固醇（其值等于极低密度脂蛋白胆固醇+低密度脂蛋白胆固醇）。在甘油三酯达到≥200mg/dl（2.26mmol/L）时，根据心脑血管病风险高低，非高密度脂蛋白胆固醇推荐值为相应风险的低密度脂蛋白胆固醇推荐值+30mg/dl（+0.78mmol/L）。即极高危患者非高密度脂蛋白胆固醇应低于100mg/dl（（70+30）mg/dl），高危患者应低于130mg/dl。

不论患者处于哪个心脑血管病发病风险水平，如果血脂高于推荐值但低于开始药物治疗值时，都应该改变生活方式治疗3个月（请参见第十三章相关内容）。如果血脂仍高于推荐值，则应考虑药物治疗。

作为一般原则，一旦开始服用降脂药，特别是他汀类降胆固醇药物，就要把总胆固醇或低密度脂蛋白胆固醇降低30%~40%。大多数他汀类降脂药应当在晚上服用。一般不要自己随意服用多种降脂药，因为有增加横纹肌溶解症的可能性。横纹肌溶解症是一种有可能致死的药物不良反应。其临床表现为发热、肌肉酸痛、肌红蛋白尿（尿液颜色呈“粉红色”或“可乐”色），严重者可发生肾衰。如果出现上述临床表现，应立即前往医院就诊。

不知道大家注意到了没有，我国和美国在对血脂的描述的过程中所采用的“单位”是不一样的，其代表两国对于血脂应当从微观世界描述还是从宏观世界描述观念上的差异。我国采用mol/L制，意味着注重微观世界的变化，或者化学方面的变化。mol（摩尔）是化学上应用最广的计量单位。1971 年第十四届国际计量大会关于摩尔的定义有如下两段规定："mol 是一系统的物质的量，1mol 任何物质的质量，都是以克为单位，数值上等于该种物质的重量。""在使用 mol 时应予以指明基本单元，它可以是原子、分子、离子、电子及其他粒子，或是这些粒子的特定组合。"mol 跟一般的单位不同，它计量的对象是微观基本单元，如分子、离子等，而不能用于计量宏观物质。它以阿伏伽德罗数为计量单位，是个批量，不是以个数来计量分子、原子等微粒的数量。而美国采用 mg/dl 为单位，意味着他们更关注在宏观上血脂浓度对疾病的影响。从微观（分子结构）上看，总胆固醇包含胆固醇和胆固醇酯两种成分，胆固醇的分子量是固定的，而胆固醇酯的分子量则取决于胆固醇所结合的脂肪酸的分子量，不同脂肪酸的分子量不同，所以不同胆固醇酯的分子量是不同的。甘油三酯也是如此。甘油三酯上有三个脂肪酸，它们可以相同，也可以不同，因此不同甘油三酯的分子量变化更大。从这点上看，美国等国使用重量单位来计量单位血液中脂的水平是有道理的，而且还便于记忆（从极高危到低危，各档低密度脂蛋白胆固醇水平推荐值相差 30mg/dl，总胆固醇相差 40mg/dl，甘油三酯相差 50mg/dl）。

（四）肥胖

肥胖是心脑血管病危险因素的聚集因素。医学意义上的肥胖，是指一定程度的明显超重与脂肪层过厚，是体内脂肪，尤其是甘油三酯积聚过多而导致的一种状态。肥胖可分为单纯性肥胖和继发性肥胖两大类。平时我们所见到的肥胖多属于前者，单纯性肥胖所占比例高达99%。单纯性肥胖是一种找不到原因的肥胖，医学上也把它称为原发性肥胖，可能与遗传、饮食和运动习惯有关。所谓继发性肥胖，是指由于其他问题所导致的肥胖，也就是说继发性肥胖是有因可查的肥胖。

体重多少合适？合适的体重与性别、身高和年龄有密切的关系。

严格地说，每一个人都有最适合他自己的体重。但是，在考虑体重是否合适的问题上，有必要把握具有共性的东西，这个东西就是“理想体重”或称为“标准体重”。所谓理想体重，就是流行病学调查中获得的不同年龄、不同性别、不同身高的人的平均体重。拿病人的体重（对病人而言就是自己的体重）与理想体重进行比较，这样我们才能确定特定个体的体重是否偏离了他的理想体重。要想知道某一个个体的体重是否偏离了理想体重，最简单的方法就是去查表（见附表2、3）。但是这很不方便，因为你可能手边没有这个对查表，因此，你可以通过以下公式进行估算：标准体重（公斤）＝身高（厘米）－110（男）或105（女）或男性标准体重＝（身高－80）×70%，女性标准体重＝（身高－70）×60%。

肥胖程度是可以评估的。其标准如下：

肥胖度＝（实际体重－标准体重）/标准体重×100%

肥胖度在±10%之内，称之为正常适中。

肥胖度在10%～20%，称之为超重。

肥胖度在20%～30%，称之为轻度肥胖。

肥胖度在30%～50%，称之为中度肥胖。

肥胖度超过50%，称之为重度肥胖。

肥胖度小于-10%，称之为偏瘦。

有一个明显的事实，就是有时根据体重判断是否超重并不可靠，特别是肌肉发达的个体。在这些个体，通过脂肪测定设备确定是否脂肪超标是一个明智的选择。在一般的情况下，腹部的肌肉容积在不同的个体相差不大，所以，腰围常常作为是否肥胖的一个指标。腰围的增大常常是因为脂肪积聚所致。医学上希望的腰围是男性85厘米、女性80厘米以下（不考虑身高）。这样，我们在考虑肥胖问题的时候，必须注意腰围在估计肥胖的危险度方面的作用。

表5　中国成年人超重和肥胖发生相关疾病＊的危险度

	腰围（cm）		
	男＜85 女＜80	男85～95 女80～90	男＞95 女＞90
体重过低	平均风险	平均风险	平均风险
正　常	平均风险	增加	高
超　重	增加	高	极高
肥　胖	高	极高	极高

＊相关疾病指高血压、糖尿病、血脂异常和危险因素聚集。

此外，也可用体重指数（身体质量指数）来判断个体体重是否合适。体重指数可通过以下公式计算：体重指数（BMI）＝体重（kg）/身高（m）的平方。亚洲成年人的理想的体重指数是18.5至23.9。低于18.5，称为体重过轻；18.5～23.9，称为体重正常；24～27.9称为超重，≥28称为肥胖。

肥胖之所以能成为心脑血管危险因素的聚集因素，是因为脂肪组织能够分泌一种生物活性因子，称为脂肪因子。它们影响胰岛素敏感性、血压水平、内皮功能、纤溶活动及炎症反应，参与多种重要病理生理过程，而这些过程与心脑血管病的发病有密切的关系。

如果体重超重，就应该将体重控制到理想体重的水平上。在糖尿病患者，甚至希望把体重降至标准体重的95%左右。那么，我们应该减少身体的哪一部分重量来控制体重呢？

构成体重的要素很多，如肌肉、骨骼、体液，还有心、肺、肝、脑、肾……，肥胖、身体超重，并不是身体的这些部分超重。超重的只是身体的脂肪组织，或者说是脂肪组织过多导致的。因此所谓减体重，实际上，只是想办法减少脂肪这部分的重量。

脂肪组织可分为棕色脂肪组织和黄色脂肪组织。成年人棕色脂肪组织极少，主要存在于新生儿和冬眠动物中。黄色脂肪组织，即是我们通常所说的脂肪组织。它主要分布在皮下、腹腔的网膜和肠系膜等处，具有储存脂肪、保持体温和参与能量代谢等生理功能。成年男子脂肪组织一般约占体重的10%～20%，女性较男性要多一些。脂肪组织实际上是体内最大的“能源库”。当超重的时候，脂肪组织的重量大大增加，意味着有大量的过剩能源超储在体内。因此，我们有理由说，肥胖、超重实际上是机体能源的过度聚积的表现。

假定某男性身高180厘米，他的标准体重是70公斤，肌肉不是十分发达，现在他的体重是90公斤。那么他至少多出来的这13公斤（90－70×1.1），实际上几乎全部都是脂肪。这13公斤脂肪能产生多少热量呢？9×13×1000＝117000（千卡），大约是轻体力劳动者每日所需热量的48～55倍。在70公斤的标准体重下，脂肪组织的重量大约有7～14公斤，最多不超过15.4公斤（70×1.1×20%）。如果，他决定减肥，那么他应该将他的脂肪组织的重量减少一半左右。

脂肪组织中含有大量的脂肪，因此，在减轻体重的过程中，血中的脂肪和脂质也随之减少。

如果我们知道，超重、肥胖是由于体内能量超储的结果，我们就可以推断出，要想减轻体重，我们就不能让能量进一步超储，还要想办法让超储的能量释放出去。为了不让能量进一步超储，我们必须控制饮食。在“减肥”的过程中，控制饮食主要是要有效地减少能量的摄入。那么，一个人在正常的情况下每天需要多少热量呢？一个人每日需要的热量与他的体重、脑体力活动和是否有额外热消耗有关。休息者日需要热量25～30千卡/公斤，以60公斤体重者为例，每日需要热量1500～1800千卡。轻体力劳动者每日需要30～35千卡/公斤，60公斤体重者每日需要1800～2100千卡。中等体力劳动者每日需要35～40千卡/公斤，60公斤体重者每日需要2100～2400千卡。

重体力劳动者 >40 千卡/公斤，60 公斤体重者每日需要 > 2400 千卡。在减轻体重的过程中，每日热量摄入最好减少 20% 左右。以 60 公斤体重的休息者为例，每日热摄入量以 1200 ~ 1500 千卡为佳。通常认为如果热摄入量超过活动所需要的最低所需热量，减肥将不能成功。

通过改变生活方式减轻体重，除了增加活动以外，在饮食的控制上，最好是减少脂肪和碳水化合物类食物的摄入。2008 美国糖尿病诊疗指南指出，在短期内（可长达 1 年），低碳水化合物、低脂肪、严格限制热量饮食对于控制体重有利。为了让超储的能量释放出去，我们必须进行比日常更多的运动。然而，有一些人，特别是重体力劳动者，工作日增加额外的活动可能有一定困难。这一部分人，休息日的活动十分重要；同样，休息日严格控制饮食也十分重要。而观察我们努力的指标是什么呢？就是体重。必须知道，控制水的摄入，体重会较迅速地减轻，然而这只是体内水分的减少，并非是防治脑血管病意义上的体重减轻。防治脑血管病意义上的减肥，是减少体内的脂肪。这种减肥，体重下降的速度不会很快。因为每减少 1 公斤脂肪，意味着减少了 9000 千卡的热量，这相当 60 公斤体重的轻体力劳动者 4 天以上所需要的热量。因此，不论从消耗的角度，还是从减少热量的摄入的角度，都不可能使体重迅速减轻。所以减轻体重是一个需要长期努力坚持的过程。体重达到理想体重后，仍然需要控制饮食以保证体重不反弹。此外，腰围也是评定减肥效果的一个良好指标。

改变生活方式是控制体重的最为重要的治疗（请参见第十三章相关内容）。

（五）心脏病

各种类型的心脏病都与脑血管意外的发病有密切的关系。来自美国明尼苏达州的一项前瞻性研究结果表明，无论在何种血压水平，有心脏病的人发生脑血管意外的危险性都要比无心脏病者高2倍以上。对于缺血性脑血管病而言，高血压性心脏病的相对危险度为2.2，先天性心脏病为1.7。心房纤颤是一种常见的心律失常，它是导致缺血性脑血管病的一个非常重要的危险因素。非瓣膜病性房颤的患者每年发生脑卒中的危险性为3%～5%。据美国Framingham研究，房颤患者发生卒中的危险与年龄增高呈平行关系。年龄80～89岁的患者卒中发病率为23.5%。国外有五项随机对照试验研究也证明在非瓣膜病性房颤的患者使用华法令或阿司匹林治疗有预防脑栓塞的效果，特别是华法令，能使脑栓塞发生的相对危险度减少68%，甚至可减少80%。其他类型心脏病包括扩张型心肌病、瓣膜性心脏病（如二尖瓣脱垂、心内膜炎和人工瓣膜）、先天性心脏病（如卵圆孔未闭、房间隔缺损、房间隔动脉瘤）等也会使血栓栓塞性脑血管病发病的危险性增加。据总体估计，缺血性脑血管病中，约有20%是心源性栓塞。还有些研究认为，高达40%的隐源性缺血性脑血管病与潜在的心脏栓子来源有关。急性心肌梗死是与脑血管意外性质相同的一种疾病，在急性心肌梗死的早期有少数患者（0.8%左右）会发生脑血管意外，但在随后的6年中，大约10%患者会发生脑血管意外。心肌梗死后脑血管意外发生率较其他心脏病特别是非瓣膜病性房颤，发生脑血管意外的危险性低的原因，与此类心脏病患者几乎均已服用了抗血栓药物有关。

几乎所有心脏病都有可能导致心衰。过多的钠的摄入不仅是高血压的危险因素，而且也是心脏病患者发生心衰的危险因素。因此，任何伴有心衰的心脏病患者都应进一步控制盐的摄入（参见第十三章）。

心衰和快速心律失常的患者，有可能接受肾上腺β受体阻滞剂治疗。如果患者同时患有糖尿病，有可能因为低血糖而发生猝倒，此时需要更加密切地监测血糖，掌握药物对血糖影响的规律。

心衰伴有肥胖的病人，由于心衰的存在，所以希望通过增加活动来达到减轻体重的可能性已经变得很小，故严格控制每日热量的摄入就变得极为重要。肥胖患者，在活动时需要比正常体重者付出更多的氧气和能量，这些额外的氧气和能量的消耗，对已经发生心衰的心脏来说，是一个沉重的负担，活动越多，负担就越重，对心衰就越不利。在活动减少的情况下，如果再不控制饮食对供能物质的摄入，特别是碳水化合物和脂肪，必将会有更多的热量以脂肪的形式积存在体内，病人有可能因此而变得更胖，由此进入一个恶性循环。肥胖不仅对心衰不利，而且也进一步增加了发生脑血管意外的可能性。

心房纤颤，简称房颤，是最常见的心律失常之一。房颤，根据有无心脏瓣膜病，分为瓣膜病性房颤和非瓣膜病性房颤。非瓣膜病房颤每年发生脑梗死（这种脑梗死俗称脑栓塞）的危险性依年龄不同而异，年龄较轻者（50~59岁）年发病率为1.5%，年龄较高者（80~89岁）则升高至23.5%（平均年发病的危险性为3%~5%，10年累积发病危险性在26%~40%之间），是一个非常重要的缺血性脑血管病的发病危险因素。非瓣膜病患者有可能接受华法令治疗。接受华法令治疗后患者发生脑栓塞的可能性降低68%，疗效相当满意。但在用药的过程中，特别是早期，需要经常进行与凝血相关的检查，要将国际标准化比值控制在2.0~3.0之间（>75岁以上者控制在1.6~2.5之间）。在用药过程中，如果使用其他药物，包括许多常用药物，都会引起国际标准化比值变化。国际标准化比值的变化意味着，在与不同的药物连用的过程中，华法令的抗凝作用会发生变化。在服用华法令期间如出现下列情况应立即停药并前往医院就诊：

（1）刷牙时或割伤后流血不止。

（2）无故出现淤血且范围不断扩大。

（3）咳血、吐血、血尿、血便或黑便。

（4）严重头痛、胃痛。

（5）月经量过多。

急性心肌梗死后早期有大约1%的患者发生脑血管意外（脑梗死和脑出血），6年内发生脑血管意外的可能性在10%左右。急性冠脉综合征被认为是心肌梗死的等位危险疾病。在这类冠心病患者中，一般要立即控制高血压、高脂血症、糖尿病等高危危险因素，并立即服用阿司匹林。阿司匹林不仅会使心肌梗死复发的危险性降低，也会使缺血性脑血管病发病的风险降低。在饮食上除了低钠、低脂、低热量以外，应注意不要大量吃（至少是短期内不要大量吃）含花生四烯酸或含花生四烯酸前体（亚油酸）丰富食物。花生四烯酸广泛存在于动物脂肪中，如果亚油酸不足，需要摄入补充。亚油酸是一种必需氨基酸，核桃油、豆油、花生油、芝麻油中含量较高，在心肌梗死、脑梗死早期，原则上，少吃为佳。花生红衣有促凝血的作用，也尽可能不吃。其他心脏病，如扩张性心肌病、瓣膜性心脏病（包括人工瓣膜）、先天性心脏病等也会使脑血管病的发病率升高。

如欲降低与心脏病相关的脑血管病的发病，应早期发现、早期治疗心脏病。一般来说，定期体检对于早期发现心脏病有重要意义，特别是那些目前还没有心脏病临床症状者。一旦发现有心脏病，应及时前往专科门诊就医。

（六）颈动脉狭窄

国外的一些研究发现，65岁以上的人群中，有7%～10%的男性和5%～7%的女性颈动脉狭窄超过50%。颈动脉狭窄的原因多与动脉粥样硬化有关。动脉粥样硬化斑块可分为稳定和不稳定两种，不稳定斑块在血流的冲击下随时可能导致碎片脱落，脱落的碎片随着血流进入脑血管而导致脑血管意外。即颈动脉狭窄侧的较对侧更容易发生闭塞性脑血管病。颈动脉狭窄同侧发生缺血性脑血管病的危险性与颈动脉狭窄的程度有密切的关系，狭窄60%～74%的患者年发病的危险性为3%，狭窄75%～94%的患者年发病的危险性为3.7%，狭窄95%～99%的患者年发病的危险性为2.9%，完全闭塞时年发病的危险性为1.9%。颈动脉狭窄超过95%的患者同侧脑血管发生闭塞性脑血管病的可能性反而下降的原因。一方面，可能与高度狭窄后同侧脑血液供给已经通过侧枝（威利氏环）循环获得了充分的供给；另一方面，狭窄侧的血管由于狭窄的程度十分严重，血液对引起动脉狭窄的动脉硬化斑块的冲击压力减小，动脉硬化斑块处于相对稳定状态有关。

颈动脉狭窄的病因主要为动脉粥样硬化、大动脉炎及纤维肌性发育不良等，此外尚可见于外伤、动脉扭转、先天性动脉闭锁、肿瘤、动脉或动脉周围炎、放疗后纤维化。在西方，约90%的颈动脉狭窄性病变是由动脉粥样硬化所致。在我国，年龄较大的患者也多为动脉粥样硬化所致，年龄较轻者常为大动脉炎所致。根据有无临床症状，可分为有症状性颈动脉狭窄和无症状性颈动脉狭窄。无症状性颈动脉狭窄，尤其是重度狭窄或“斑块溃疡”（不稳定斑块）被公认为“高危病变”，越来越受到重视。动脉粥样硬化导致的颈动脉狭窄，常常与血脂异常有关。因此，预防颈动脉狭窄应高度关注血脂的水平。一旦发现血脂异常，应立即注意饮食，必要时服用降脂药物。颈动脉狭窄已经存在者，特别是有不稳定斑块者，更应严格控制饮食，服用降脂药物。

重度无症状性颈动脉狭窄（超过70%）患者应考虑行动脉内膜切除术，术后服用降脂药物治疗。与单纯药物治疗相比，这种治疗方案能使缺血性脑血管病的发生率降低53%。

在有重度颈动脉狭窄的病人，在控制血压的时候，应注意适当调整预期血压值。一般单侧颈动脉狭窄>70%者，收缩压不要低于130mmHg；双侧狭窄>70%者，收缩压不要低于150mmHg。必须知晓，此时的血压控制必须谨慎，过高的血压必定会导致动脉硬化，然而相对偏低的血压可能在瞬间就导致严重的脑损害。

三、疾病类危险因素中、高危患者的药物治疗

当有疾病类危险因素存在时，如果患者心脑血管病风险评估达到中、高危分层，除了需要控制和治疗已经存在的危险因素、预防新的危险因素出现之外，尚需服用改变凝血机能的药物，来预防缺血性心脑血管意外的发生。阿司匹林、阿司匹林-双嘧达莫缓释片、氯比格雷是获得循证医学证据最为充分的预防缺血性血管病的药物。

不少不愿意接受西药治疗的患者和患者家属的最主要的顾虑是一旦接受治疗几乎就要终身服药，他们常常将其称为“药物依赖”，其次担心西药的毒副作用。有些患者在血压、血糖指标正常后，就不愿意继续接受药物治疗，甚至私自停药、中断复诊，其原因也常常是担心“药物依赖”和药物的毒副作用。这种担心有道理，但没有必要。药大多有毒副作用，中西药都是如此。不同的是：西药的毒副作用比较清楚，中药的毒副作用不清楚。许多中成药说明书上注明“毒副作用（不良反应）不详”、“禁

忌尚不明确”、“注意事项尚不明确”，因此只能按疗程服用。随着现代科学的发展，我国也越来越关注中药的不良反应，我相信这是中药大步发展的前奏。现代医学对西药的认识是比较深刻的。不仅对药物的作用机理、疗效比较清楚，而且对药物不良反应了解也比较充分，并有严格的监测和通报制度。如果发现有绝对弊大于利的严重的副作用，该药会立即停止上市。换句话说，西药的治疗作用和毒副作用医生都比较清楚，用药以后医生、患者心里有数。这种积极的、不回避药物毒副作用的态度，是西医药不断发展的重要保证和前提，也是现代哲学认识论先进性的体现。它不仅是提示“马克思主义哲学是自然科学、社会科学和人类思维的最一般的概括和总结”这一结论正确性的例证，也是需要有“科学发展观”的例证。如何看待长期服药的问题？首先在于服药后血压、血糖恢复正常是药物作用的结果，停止服药后血压、血糖会重新升高，就像没有吃饭就一定会饿一样。吃饭有没有“副作用”？吃饭最严重的副作用就是“噎死”，这可是致死的副作用呀！你会不会因此拒食？我相信你是不会的。如果已经采取积极正确非药物治疗措施，包括生活方式改善、饮食控制等，停药仍导致血压、血糖重新升高，说明机体的调节机制已经失灵。因为血压、血糖长期升高对机体的严重危害，此时药物对机体的利远远大于弊。大量的研究已经证明，如果病情需要，长期服用降压药、使血压控制能减少 30% ~50% 的心梗和脑中风，调脂和降糖药也有相似的疗效。相对于长期治疗能预防 80% 的心梗和脑中风的疗效，不必过分担心药物的副作用。当然如果条件允许，可以考虑采用疗效更好、副作用更少的药物。

此外，尚有一种人不愿意服药的理由是看不到预防心脑血管病的疗效。一级预防的疗效是什么？除对疾病类危险因素本身的控制之外，就是降低心脑血管意外发生的几率和延缓心脑血管意外发病的时间。“没有看见预防心脑血管病的疗效”有两个意思，其一是始终也没有看到心脑血管意外发生，其实这就是一级预防的疗效。另一个意思是，虽然吃了药但还是发病了。其中原因诸多，自身因素是最主要的。首先是危险因素对你的损害已经积累到了随时发病的危险分层，其次是你可能有别人没有的危险因素，再次是你可能有不可控制的危险因素。但一般来说，如果你没有进行一级预防，你的发病可能会更早。

总之，对于药物不良反应，我们应当知道，在服药的过程中，注意有无发生。如果发生了，告诉医生，让医生来权衡利弊，决定是继续使用还是换药。

阿司匹林、阿司匹林—双嘧达莫缓释片、氯比格雷、华法令等药物会使服药者发生出血性疾病的可能性增高，其中包括致死性脑出血。因此，需要按照医生的指示来服用。之所以在这种不良反应的背景下仍然将这些药物用于预防缺血性脑血管病，主要是由于缺血性脑血管病的发病率远高于出血性的，从整体角度考虑，对中危及其以上的患者利大于弊。

如果发生了出血性不良反应，应立即到医院就诊。服用这些药物的患者，如果接受手术治疗，应将服药情况告诉医生。同时使用这些药物时还要注意药物间的相互作用，即同时服用不同的药物时它们之间作用的相互影响，特别是不要与“药物使用注意事项尚不明确”的药物同时服用。

第十三章 其他危险因素

除主要危险因素外，还有一些其他的心脑血管病危险因素。这些因素也可根据其性质进行分类管理。它们包括高钠饮食、高脂饮食、膳食纤维摄入不足、体力活动不足等生活习惯类危险因素，高同型半胱氨酸血症、代谢综合征、高凝状态等疾病类危险因素和干扰生理机能的药物类危险因素。

一、不良生活习惯类危险因素的管控

不良生活习惯类危险因素的管控，在某种程度上属于养生的内容。养生，有一个怎样养生的问题。先人给我们传下了许多养生的常识。也有一些混杂中西医知识的民间养生俗语，比如“吃芹菜有利于血压的控制”，“白菜萝卜保平安”。这些常识，有些是对的，有些是错的。看一下下面的图，测试一下用视觉观察的准确度，然后我们再来谈养生。

● 观察一下下面的 a、b 两个线段是否一样长：如果不一样长，a 比 b 大约长多少，或 b 比 a 长多少。

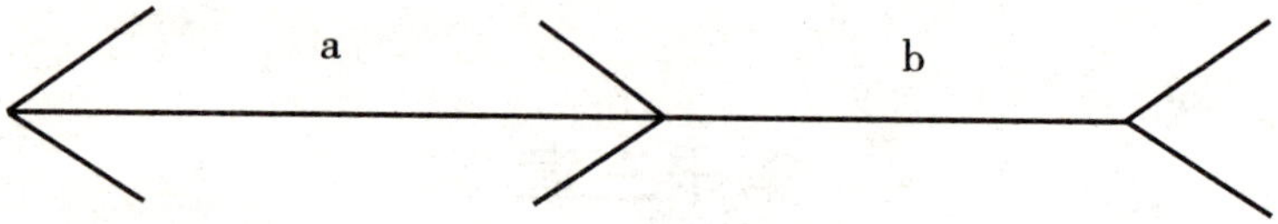

● 现在用尺子量一下两个直线线段的长度，看看和你的估计差多少。

这个实验告诉我们，观察事物光靠眼睛是不行的。观察事物要使用科学方法，要把握事物的本质。

常识是先人观察事物的结论，不一定正确。常识可以帮助我们做许多事情，但不一定是对的。比如，“太阳从东方升起，从西方落下”，是常识。其实，我们每天看到的日出日落是由于地球自转的结果，并不是太阳运动的结果。常识是对日常见到的现象的一种解释，不一定正确。养生同样不能依靠常识，至少不能仅仅依靠常识。

从皇帝的寿命看中国的传统养生效果如何？

我国传统医学理论一直都非常注意养生。养生的理论、方法诸多。养生的内容包括饮食、活动、情致等。主张在养生过程中，每个人都应该根据自己的体质和目前所处的节气进行调理，其间注重整体观（含天人合一）、强调因人而异、饱含古代哲学的辩证观点。

在我国封建社会，皇帝及其家族是最希望长寿的人群，是充分享受了中医养生成果的人群，但是正常死亡皇帝的平均年龄只不过 40 岁左右（平均死亡年龄和平均寿命常用来反映一个国家或一个社会的医学发展水平，它也可以表明社会的经济、文化的发达状况）。

从秦始皇算起，直到1911年清朝末代皇帝溥仪，其间2100余年，共有皇帝335人，其平均死亡年龄是41岁，同期我国平均死亡年龄是35岁。据现存有关资料，如果按照朝代顺序进行分析，可以发现这样一组有趣的数字：秦汉时期的帝王是28人，平均死亡年龄是34岁；魏晋南北朝时期的帝王是121人，平均死亡年龄是38岁；隋唐时期的帝王是41人，平均死亡年龄是44岁；五代十国时期的帝王是44人，平均死亡年龄是46岁；北宋皇帝9人，平均死亡年龄是48岁；南宋、辽、金时期的帝王39人，平均死亡年龄是48岁；元代帝王14人，平均死亡年龄是39岁；明代皇帝18人，平均死亡年龄是42岁；清代皇帝12人，平均死亡年龄是53岁。

如果从年龄段上分析，可以得出如下一组数字：20岁以下28人；20~40岁83人；40~60岁177人；60岁以上36人（摘自《宁波日报》2008-9-12）。

另有一故宫博物院研究人员统计了235位皇帝的平均死亡年龄，仅39岁（虚岁）（摘自《紫禁城》1998，3）。

而不同时期欧洲人的平均死亡年龄分别为：生铁青铜时期18岁，古罗马时代29岁，文艺复兴时代35岁，18世纪36岁，19世纪40岁，19世纪末45岁，1920年55岁，1935年60岁，1952年68.5岁）。

中国帝王的死亡年龄的数据与欧洲数据相比，似乎提示传统医学对延长寿命可能有一定贡献。

不过，我国帝王的死亡年龄虽然表面上看比当时的平均死亡年龄长10%以上，但必须注意，普通人的平均死亡年龄受到夭折的影响。在中国封建社会里，出生率一般在35‰~40‰，而婴幼儿死亡率在25‰~30‰。根据这个估计，每一个人成活至成年将有2.5~3个人夭折死去（袁祖亮，1994）。而皇帝的平均死亡年龄则几乎不受夭折因素的影响（死于3岁以下的皇帝只有1人），换言之，皇帝的相对长寿主要与夭折率很低有关，从这个角度看，传统医学养生理论和实践的价值需要打一个折扣。加之，中医养生的理论，掌握起来比较困难。人人均应用中医理论养生，在事实上是不容易的。

现代医学的保健理念：

现代医学与之不同，更加关注不同因素（含自身因素）对健康的影响，注重探讨疾病发生的诱发因素、发生机理及衍变过程。非常关注疾病的发生过程中，哪一个外界因素是最主要的。在疾病发生和发展的过程中，哪些内部因素是最重要的。

现代治疗学不仅要求作用机理明确，而且需要有大样本的临床验证的支持，即在微观上把握“为什么”和在宏观上把握“是这样”。注重探讨疾病发生的诱发因素和自身因素，使得在疾病的治疗和预防上，更加容易把握和处理疾病发生过程中的“主要矛盾”和“矛盾的主要方面”。先后解决了或基本解决了，大多数重要传染病的预防与感染性疾病的治疗，有效地延长了人类的生命。因此，西医在“养生”方面的特点也是直来直去，比较容易把握：饮食、嗜好、运动、体重、睡眠、情绪。

我国传统文化和西方文化对“养生”上的区别与中西方文化中的哲学观点不同有密切的关系。在观察世界的过程中，有两种看待世界的方式，一种是自本体方式，另一种是对本体方式。我国古代哲学观察世界的方式是自本体方式的，取向价值论观点，结论是“所当然”；现代哲学观察世界的方式是对本体方式的，取向知识论观点，结论是“所以然”（见胡伟希：中国哲学概论）。

必须指出的是，在本章节中所涉及的“养生”，旨在预防心脑血管病，并非一般意义上的养生。

我们回到我们的主话题，生活习惯类危险因素的控制。

控制生活习惯类危险因素，不仅对控制已经存在的心脑血管病的危险因素的发展有重要意义，而且对预防这些危险因素的发病也有积极的意义。

（一）饮食类生活习惯

现代饮食的基本要求是：摄入饮食的种类要多样化，营养素（水、矿物质、维生素、蛋白质、脂肪、碳水化合物、膳食纤维素）要均衡。均衡标准是摄入与需求平衡。脂肪、碳水化合物和蛋白可为机体提供能量，当以千卡计量时，1 克脂肪可提供 9 千卡，碳水化合物 4 千卡，蛋白 4 千卡。在目前我国的经济情况下，最容易出现的摄入不均衡是钠、脂肪的摄入过多，其次是碳水化合物过多，而膳食纤维容易出现摄入不足。

1. 高盐（钠）饮食

钠的摄入对任何人都十分重要，因为钠有重要的生理作用。

虽然钠的摄入也因人、因时而异，但相对热的供给而言，人对钠的需求是相对恒定的。之所以会是这样，与机体存在有“保钠”（保存钠）机制有密切的关系。目前认为，除特殊行业和特殊情况外，每天摄入氯化钠 6 克相当的钠就足够了。

钠的摄入量与水的保持有关，在一定的范围内，盐摄入得越多，水保持就越多。过多的水潴留在体内，会使血容量增多。血容量增多导致血压增高。此外，过多的钠也会加剧小动脉的硬化的速度和程度。因此，高钠饮食与高血压、动脉硬化的发病有密切的关系。

血容量增多，还会导致心脏负担加重。几乎所有心脏病都有可能发生心衰。因此，过多的钠的摄入不仅是高血压发病的危险因素，而且也是心脏病患者发生心衰的危险因素。

在考虑钠摄入时，应当注意“不咸的盐”。

在很多时候，在谈到控制“钠”的摄入的时候，首先想到的是“盐”（氯化钠），这是对的，因为“盐”是我们非常主要的钠的来源。但实际上，控制钠的摄入，不仅仅是对“盐”的控制，还包括许多含有钠的食物和副食；这一点常常被我们忽略。俗语中有“白菜萝卜保平安”一说，有很多人认为多吃芹菜有利于血压的稳定。然而经过营养专家的研究证明，这种观点是错误的，这些蔬菜含钠较高，不仅不利于血压的稳定，而且有可能使高血压变得更加难以控制。过去，居住在我国北方地区的人群，由于雨量少、冬季时间漫长，蔬菜类副食供给不足，导致北方人群普遍口味偏重的饮食习惯；再者，北方人群通常喜爱馒头、蛋糕、发糕一类面食，这些面食属于高钠主食。故高血压的发病有南低北高的倾向。

下列食物是富含钠的，在摄入这些食物时，应当考虑适当减少氯化钠的摄入。

（1）馒头、面包、饼干等。

（2）肉松、香肠、咸鱼、咸菜、火腿、腐乳等腌制品。

（3）各种含钠饮料及调味品如汽水、味精、番茄酱、啤酒等。

（4）饼、挂面、海味、猪肾、奶油、乳酪、松花蛋、香豆干等。

（5）含钠高的蔬菜有芹菜、萝卜（长生长期）、甘蓝（圆白菜）、油菜、茼蒿等。

一般而言，面食类主食钠含量高于米饭类主食，肉类高于蔬菜，长生长期蔬菜高于短生长期蔬菜。常见食物、蔬菜含钠量见附表4。

2. 高脂饮食

脂肪和碳水化合物是人类能量供应的主要来源。其需求量与摄入和人每天的热消耗有关，人与人之间、一个人在不同情况下的热消耗可有较大的差距。

高脂饮食，特别是高动物脂肪饮食（含有大量的脂肪、饱和脂肪酸和胆固醇），与血脂异常、肥胖和动脉粥样硬化有密切的关系。过去，由于北方冬季漫长寒冷，热量需求大，食物较南方油腻，即脂肪类食物较南方人群多，这是北方人群心脑血管病发病率较南方为高的另一原因。现在，随着我国人民生活水平的提高，饮食获得了明显改善，动物性食物摄入较过去明显增多，一方面使我国人民体质获得了明显改善，但另一方面，饮食结构出现了新的不合理现象：热量过剩（转化为脂肪储存）、动物脂肪摄入比例大幅提高（脂肪和胆固醇摄入过多），使血脂异常、肥胖的发病率大幅提高，动脉粥样硬化的速度加快，为心脑血管病的发生带来隐患。

合理地控制脂类食物的摄入，对预防肥胖、高脂血症的发病非常重要；对高脂血症、肥胖、糖尿病、代谢综合征、动脉粥样硬化、心脑血管病、心脑血管病高危患者的病情的控制极为重要。

脂肪包括脂肪酸和甘油三酯，主要存在于果仁、肉类中，米、面、蔬菜、水果中含量很少。从果仁和动物脂肪组织（肥肉或板油）中提炼出来的油脂，99%左右为脂肪。

脂肪酸是最简单的脂。许多脂类物质的物理特性都取决于脂肪酸的化学结构的特点，特别是饱和程度和碳链长度。

自然界约有40多种分子结构不同的脂肪酸，是酯的关键成分。根据脂肪酸所含碳链的长短，可分为短链（含4～6个碳原子）脂肪酸、中链（含8～14个碳原子）

脂肪酸、长链（含 16～18 个碳原子）脂肪酸和超长链（含 20 个或更多碳原子）脂肪酸四类。人体内酯主要是含有长链脂肪酸的酯。食物中的只有偶数碳原子的脂肪酸能被人体消化、吸收和利用。根据分子结构中是否含有“—C＝C—”双键，可将脂肪酸分为饱和脂肪酸和不饱和脂肪酸。含有“—C＝C—”双键的脂肪酸称之为不饱和脂肪酸。不饱和脂肪酸的首个“—C＝C—”双链出现的位置，对营养价值的影响很大。因此，营养学家更愿意根据首个“—C＝C—”双链出现的位置，把不饱和脂肪酸分为不同亚族，如 ω－3 族、ω－6 族、ω－9 族等。

机体内的脂肪酸大部分来源于食物，称为外源性脂肪酸。外源性脂肪酸，在体内可通过改造加工被机体利用。同时机体还可以利用糖和蛋白转变为脂肪酸，称为内源性脂肪酸。合成脂肪酸的主要器官是肝脏和哺乳期乳腺，另外脂肪组织、肾脏、小肠均可以合成脂肪酸。

并非所有不饱和脂肪酸都可在体内合成，ω－6 族不饱和脂肪酸（亚油酸）就是体内不能合成的，必须靠食物提供，因此又称为必需脂肪酸。花生四烯酸（也是一种脂肪酸）的体内合成需要亚油酸作为原料。亚油酸摄入不足，体内花生四烯酸合成就会不足。花生四烯酸的代谢产物参与血液凝固的过程，花生四烯酸不足容易出现出血。因此，如果亚油酸摄入不足，花生四烯酸也需要通过食物补充。但从预防缺血性心脑血管病的角度看，在一般情况下并不强调特意补充亚油酸。ω－3 族不饱和脂肪酸（亚麻酸）体内合成也常常不足，故也被视为必需脂肪酸并且具有一定的抗动脉硬化作用，同样在一般情况下也不强调特意补充亚麻酸。

虽然，脂肪酸参与了不少生理活动，但脂肪酸的最主要生理作用是提供能量。

植物油中以不饱和脂肪酸为主，亚油酸和亚麻酸含量比较高，适量摄入，对健康较为有利。动物脂肪中含有较多的饱和脂肪酸，对健康不利。

甘油三酯由1分子甘油和3分子脂肪酸组成。这3个脂肪酸分子可相同，也可不同。因此，不同的甘油三酯的分子量是不同的。

体内甘油三酯主要是通过食物获得，体内也可合成。

由于甘油三酯含有1分子甘油和3分子脂肪酸，机体内可将其分解为相应数量甘油和脂肪酸进入能量代谢，故1分子甘油三酯完全代谢以后会释放出大量的能量。从这个角度上看，甘油三酯的分解过程是能量的释放过程，而合成过程则意味着能量的储存过程，即体内每合成1分子甘油三酯也就意味着储存了相当多的能量。

动物的脂肪组织（肥肉）中含有大量的甘油三酯，因此控制“肥肉”和油脂的摄入量，对于控制外源性甘油三酯摄入过多导致的甘油三酯升高有重要意义。如果有高甘油三酯血症并体重超重的患者，除控制脂肪的摄入外，还应增加体力活动并适当控制主食，即吃“八成饱”。

不同食物中脂肪含量参见附表4。

人体的胆固醇来自食物及体内合成两个途径。几乎所有组织都可合成胆固醇，但血中的胆固醇主要由肝脏及小肠合成，其中1/3以游离形式存在，2/3以酯形式存在。胆固醇酯是由游离胆固醇与不同的脂肪酸结合而成的。

胆固醇在机体中有重要作用。它除了是细胞膜的组成成分以外，还参与一些甾体类激素和胆酸的生物合成。完全没有胆固醇摄入将会对机体产生不利影响。

在自然界中，胆固醇主要存在于动物性食物之中。植物中存在结构上与胆固醇十分相似的物质——植物固醇。植物固醇无致动脉粥样硬化的作用。在肠黏膜，植物固醇（特别是谷固醇）可以竞争性抑制胆固醇的吸收，对高胆固醇血症有利。

不同的动物以及动物的不同部位，胆固醇的含量很不一致。一般而言，动物的脑含胆固醇最高，蛋黄、鱼子、动物内脏含胆固醇次之。畜兽肉（兔肉除外）的胆固醇含量高于禽肉，肥肉高于瘦肉，贝壳类和软体类高于一般鱼类。

通常，将每100克食物中胆固醇含量低于100毫克的食物称为低胆固醇食物，如鳗鱼、鲳鱼、鲤鱼、猪瘦肉、牛瘦肉、羊瘦肉、鸭肉等；将每100克食物中胆固醇含量为100~200毫克的食物称为中度胆固醇食物，如草鱼、鲫鱼、鲢鱼、黄鳝、河鳗、甲鱼、蟹肉、猪排、鸡肉等；而将每100克食物中胆固醇含量为200~300毫克的食物称高胆固醇食物，如脑、猪肾、猪肝、猪肠肚、蚌肉、蛋黄、蟹黄等。高胆固醇血症的患者应尽量少吃或不吃高胆固醇的食物。

不同食物胆固醇含量见附表4。

什么样的病人需要对摄入脂类食物进行较为严格的控制？根据2007年《中国成人血脂异常防治指南》，应根据个人的具体情况来决定。

当个体处于低危时（10年心脑血管病危险性<5%）：总胆固醇≥6.22mmol/L（240mg/dl），低密度脂蛋白胆固醇≥4.14mmol/L（160mg/dl）；中危（10年危险性5%～10%）：总胆固醇≥5.18mmol/L（200mg/dl），低密度脂蛋白胆固醇≥3.37mmol/L（130mg/dl）；高危（冠心病或冠心病等危症，或10年危险性10%～15%）：总胆固醇≥4.14mmol/L（160mg/dl），低密度脂蛋白胆固醇≥2.59mmol/L（100mg/dl）；极高危（急性冠脉综合征或缺血性脑血管病合并糖尿病）：总胆固醇≥3.11mmol/L（120mg/dl），低密度脂蛋白胆固醇≥2.07mmol/L（80mg/dl）；就应该控制饮食中脂类的摄入（概括起来说，总胆固醇，在低危时不能高于合适范围分层的120%（+40mg/dl）；在中危时不能高于合适范围分层(+0mg/dl)；在高危时不能高于合适范围分层高限的80%（-40mg/dl）；在极高危时，不能高于合适范围分层高限的60%（-80mg/dl)。低密度脂蛋白胆固醇，在低危时不能高于合适范围分层的123%（+30mg/dl）；在中危时不能高于合适范围分层（+0mg/dl）；在高危时不能高于合适范围分层高限的77%（-30mg/dl）；在极高危时，不能高于合适范围分层高限的61%（-50mg/dl）（参见附表1-1至附表1-4）。

如果患者血脂高于上述水平，应进行膳食评价（表6）。

表6 高脂血症患者膳食评价

项目			评分
1	您最近1周吃肉是否>75g/日	0=否，1=是	
2	您吃肉的种类：	0=瘦肉，1=肥瘦肉，2=肥肉，3=内脏	
3	您最近1周吃蛋数量	1=0~3个，2=4~7个，3=>7个	
4	您最近1周吃煎炸食品数量	0=未吃，1=1~4次，2=5~7次，3=>7次	
5	您最近1周吃奶油糕点的次数	0=未吃，1=1~4次，2=5~7次	
总分			

注：总分<3为合格，3~5为膳食不良，>6为严重膳食不良。

如果膳食评价不合格，应严格遵循治疗性生活方式改变的基本要素改变生活方式（表7）。

表7 治疗性生活方式改变的基本要素

要素	建议
减少使低密度脂蛋白胆固醇增加的营养素	
饱和脂肪酸	<总热量的7%
膳食胆固醇	<200mg/日

续表

要素	建议
增加能降低低密度脂蛋白胆固醇的膳食成分	
植物固醇	2g/日
可溶性纤维素	10～25g/日
总热量	调节到能够保持理想体重或能够预防体重增加
体力活动	包括足够的中等强度锻炼，每天至少消耗200千卡热量

即便膳食评价合格，也应当对可增加低密度脂蛋白胆固醇食物的摄入有所节制。我国营养学会建议，每天总胆固醇的摄入量应<300毫克（相当于1个鸡蛋黄中含的胆固醇量）。膳食脂肪供给能量不宜超过总能量的30%，其中饱和、单不饱和、多不饱和脂肪酸的比例应为1∶1∶1（即饱和脂肪酸提供的热量应<总热量的10%，最好不要超过总热量的7%）。亚油酸提供的能量能达到总能量的1%～2%即可。

对于高甘油三酯血症和血高密度脂蛋白胆固醇过低者的治疗性生活方式改变应以控制体重为主要目标，因为它们常是代谢综合征或称胰岛素抵抗综合征的一部分。控制体重除应限制膳食中的高热量食品如脂肪、甜食之外，还应增加体育锻炼，如走步、慢跑、体操、骑自行车等，每天坚持20～30分钟，以达到热量收支平衡。

高血脂症患者膳食控制方案和摄入供热成分比例参见

附表5、6。

3. 过多的碳水化合物摄入

合理控制碳水化合物的摄入，对于预防肥胖和延缓糖尿病的发生十分重要，对代谢综合征、糖尿病、糖尿病高危患者、肥胖、高甘油三酯血症、低高密度脂蛋白胆固醇血症等疾病的控制极为重要。

大多数碳水化合物由C（碳）、H（氢）、O（氧）三种元素组成，分子中H和O的比例通常为2∶1，与水分子中的比例一样，故称为碳水化合物。碳水化合物是日常主要供能营养素。碳水化合物提供的热量应占总热量的55%左右。除供给机体能量外，碳水化合物还参与细胞的构成、维持组织器官的功能和构成某些大分子有机物的前体，因此是构成机体的重要物质。碳水化合物具有调节脂肪代谢和蛋白质分解合成的作用。当碳水化合物摄入过多时，会形成较多的甘油，甘油与游离的脂肪酸在酶的催化下生成甘油三酯，从而导致血脂升高和肥胖。当碳水化合物摄入不足时，体内将消耗脂肪和蛋白质来提供能量。如果长期通过消耗蛋白质来提供能量，对机体来说是一种得不偿失的代偿。

膳食中碳水化合物的主要来源是植物性食物，如谷类、薯类、豆类、根茎类蔬菜、水果（如甘蔗、甜瓜、西瓜、香蕉、葡萄等）等。另外还有食用糖类和淀粉。纤维素也属于碳水化合物，不过不能被人类消化、吸收、利用。

近两年新的研究资料表明，空腹血糖在5.6～

6.1mmol/L，糖尿病发生的风险已经增加了3～4倍，因此在血糖高于5.6mmol/L的人群，也应该对碳水化合物的摄入进行适当的控制，以预防或延迟糖尿病的发生。另外，肥胖、血脂异常的病人，也应适当控制碳水化合物的摄入，以防多余的葡萄糖转变为高能的脂肪储存在体内（导致体重进一步增加）和血脂升高。

严格地控制碳水化合物是糖尿病高危（含糖尿病前期）人群、糖尿病病人和代谢综合征患者进行治疗性改变生活方式的重点内容之一。在糖尿病病人和代谢综合征患者中，减轻体重、能量平衡、低碳水化合物和低脂饮食对控制血糖和血脂异常是非常有利的，对于防止和延缓糖尿病高危的人群和糖尿病前期的病人发展成为糖尿病也十分重要。其饮食控制的基本要点是保持95%理想体重，并使总热量摄入消耗平衡。

碳水化合物的每日摄入量以多少为佳？目前尚无明确的定论。可以明确的是，糖尿病和糖尿病高危的患者对碳水化合物的摄入量的控制要比高脂血症和单纯肥胖的病人要严格得多。碳水化合物的摄入量也与饮食习惯有关。在美国2008年糖尿病诊疗指南中，糖尿病患者的碳水化合物摄入量仅为130克/日。我国通常控制在200～350克/日之间。

4. 纤维素与蔬菜水果摄入不足

有研究提示，多食用富含纤维素的蔬菜与水果的人心脑血管病的风险较低。每天多食用1盘水果和蔬菜可使脑卒中的危险性降低6%。对不喜爱摄入膳食纤维素与蔬菜水果类的个体，应增加纤维素和蔬菜水果的摄入。不同食物纤维素含量见附表4。

何种食物最有利于健康？没有任何一种食物能够满足日常生理需要。因此摄入食物种类多样化是保证营养素（水、矿物质、维生素、蛋白质、脂肪、碳水化合物、膳食纤维素）均衡的重要措施。木耳、鲜菌类碳水化合物、纤维素、蛋白、脂肪、钠的含量较为均衡，可适当多食。

（二）运动量不足

研究证实，运动对于机体有诸多好处，如有利于新陈代谢、改善心肺功能、提高反应能力、改善情绪、改善食欲（在心脑血管病防治中起的作用不大）等。适当的运动还可提高脑血流量和氧的供给，改善微循环，有利于体重、血压、血糖、血脂异常的控制，即有利于心脑血管病危险因素的控制。

运动对高脂血症、肥胖、代谢综合征、糖尿病的控制具有重要意义。

1. 运动与饮食控制结合有利于体重的控制

对于超重和肥胖的人群，运动可消耗掉过多的热量，达到控制体重的目的。对于体重过轻的人群，运动通过改善食欲而使体重增加（在心脑血管病防治中起的作用不大）。

2. 运动与饮食控制结合有利于改善胰岛素抵抗

运动与饮食控制结合有利于糖尿病、糖尿病前期、代谢综合征患者的血糖控制，并可减轻体重、改善胰岛素抵抗。在这些患者中，运动改善了机体对糖的利用，并消耗了多余的能量，从而有利于患者的血糖和体重的控制。2008 年美国糖尿病诊疗指南，对预防和延缓 2 型糖尿病的发生有如下建议：对于糖耐量异常或空腹血糖增高的患者应该减轻体重 5% ~10%，同时每周至少进行 150 分钟有规律的中等强度的体力活动，饮食应减少碳水化合物的摄入和脂肪的摄入，每摄入 1000 千卡热量的食物应配以 14 克膳食纤维。对糖尿病患者建议为：每周至少要进行中等强度有氧体力活动（50% ~70% 最大心率）；没有禁忌征的患者每周应进行 3 次较为剧烈的活动（resistance training）。合适的心率可咨询医生，也可用 170 - 年龄并运动感受来作简单评估。

3. 运动与饮食控制结合有利于血脂的控制

运动可燃烧掉多余的脂肪，从而有利于对血脂的控制，特别是甘油三酯，并使高密度脂蛋白 - 胆固醇升高。

这一切，均有利于身体的健康。因此，运动作为治疗性改变生活方式的要素之一，在防治心脑血管病中所起的作用是不容低估的。

二、口服避孕药

口服避孕药属于改变生理机能的药物。口服避孕药是脑血栓形成的危险因素之一，服用口服避孕药的人群，发生脑血管意外的相对危险性增高 2 ~25 倍。心血管意外死亡率增加 5 ~10 倍。口服避孕药还可引起其他血栓栓塞性疾病，如血栓性静脉炎、肺栓塞、冠状动脉阻塞、上矢状窦血栓形成、颈动脉闭塞等。口服避孕药引起包括缺血性脑血管病在内的血栓栓塞性疾病发病率增高，与避孕药中雌激素含量有关。这种危险与年龄（35岁以上）、吸烟、偏头痛、高血压、肥胖、糖尿病、高胆固醇血症等关系密切。口服避孕药引起血栓性疾病的原因可能与其对Ⅹ因子、Ⅱ因子、Ⅶ因子、纤维蛋白原、血小板有潜在的影响有关。另外，20世纪70年代还发现口服避孕药可以使糖代谢和脂肪代谢发生改变，引起胰岛素抵抗、低密度脂蛋白-胆固醇和甘油三酯增高，高密度脂蛋白-胆固醇降低，其类似于心血管疾病的糖及脂代谢的状态。研究还表明甾体避孕药中雌孕激素，特别是孕激素的种类、剂量与之有关。少数长期服药者血压轻度增高，可能与血管紧张素原的合成增加有关。新一代避孕药中雌孕激素剂量低，对糖代谢影响极小，对脂代谢的影响表现为中性或有利于降低心血管疾病的危险。此外，口服避孕药尚可增加蛛网膜下腔出血的危险性，也有诱发动静脉瘘、动脉瘤破裂的报道。

目前的研究认为：甾体激素避孕药可安全地使用于不吸烟、无主要心血管危险因素的妇女。因此，女性人群如果使用口服避孕药避孕，应向医生咨询。

三、疾病危险因素的管控

（一）代谢综合征

代谢综合征是近期随着对糖尿病认识的深入而逐渐认

识到并引起医生广泛重视的综合征。代谢综合征与胰岛素抵抗有关，因此又称为胰岛素抵抗综合征。具备以下 3 项或更多者可判定为代谢综合征：（1）腹部肥胖：腰围男性 > 90 cm，女性 > 85 cm（国外的标准为男性 > 102 cm，女性 > 88 cm）；（2）TC≥1.7 mmol/L；（3）LDL－C < 1.04 mmol/L；（4）血压≥130 /85mmHg；（5）空腹血糖≥6.1 mmol/L 或糖负荷后 2 小时≥7.8 mmol/L 或有糖尿病史（依据 2007 年中国成人血脂异常防治指南）。

产生胰岛素抵抗的原因有遗传性（基因缺陷）和获得性（环境因素）两个方面。基因缺陷可发生在胰岛素受体和受体后信号传导的各个途径，获得性因素包括胰岛素受体抗体、某些升糖激素、胰岛淀粉样多肽、慢性高血糖、高血脂毒性、生活方式西方化以及饮食结构不合理等。

从普通意义上来说，胰岛素抵抗即胰岛素可促进葡萄糖利用能力的下降。由于葡萄糖利用减少引起血糖水平升高，继而胰岛素代偿性增多，高胰岛素血症是胰岛素抵抗的直接表现。

代谢综合征表现为多种危险因素聚集，无疑，其临床预后不良的危险性大于仅有一种危险因素的患者。代谢综合征，被认为是心脑血管病的独立危险因素，使发生糖尿病和冠心病与其他心血管病的危险明显增加，并且加速冠心病和其他粥样硬化性血管病的发生、发展和死亡危险。

应用 Framingham 危险分数评分评估，大多数代谢综合征患者 10 年冠心病风险 > 20%，属于高危及极高危状态。

由于代谢综合征的患者存在有血压异常、血脂异常、糖代谢异常、肥胖等临床表现，因此其治疗与自我管控都与相关疾病类似。然而，对体重的管理是代谢综合征自我管控的重中之重。因为因肥胖而体重增加者，脂肪因子是导致胰岛素抵抗的重要原因。

（二）高同型半胱氨酸血症

同型半胱氨酸是甲硫氨酸代谢过程中的中间代谢产物。20 世纪 60 年代末，Mc Cully 发现高胱氨酸尿症和胱硫醚尿症患者早期即可发生全身动脉粥样硬化和血栓形成。70 年代初，他又通过动物模型证实同型半胱氨酸血中蓄积可导致类似血管损害，80 年代人们提出高同型半胱氨酸血症是动脉粥样硬化和冠心病的一个独立危险因素。

血液中同型半胱氨酸的浓度与诸多因素有关，如性别、年龄、饮食、药物、某些疾病和遗传等，是高同型半胱氨酸血症的危险因素。

1. 性别

有研究证实，健康女性同型半胱氨酸的水平低于男性。绝经前女性水平低于绝经后女性水平。因此，推测适当的雌激素水平对维持同型半胱氨酸水平正常有重要的作用。也有人认为绝经前女性较低的同型半胱氨酸水平是防止动脉粥样硬化和心血管疾病的预防因素之一。

2. 年龄

同型半胱氨酸水平与年龄呈正相关，即年龄越大，同型半胱氨酸水平就越高。

3. 饮食

高动物蛋白饮食中甲硫氨酸含量较高，动物蛋白摄入过多易引起血液同型半胱氨酸水平升高。叶酸和维生素B参与同型半胱氨酸的代谢，蔬菜和水果中叶酸和维生素B含量高，故有助于降低同型半胱氨酸水平。

4. 药物

如口服避孕药易致维生素B6缺乏（长期服用时），氨甲喋呤、三乙酸氮尿苷等抗肿瘤药物由于抑制叶酸代谢，可引起同型半胱氨酸水平升高。

5. 疾病

慢性肾功能不全、肾脏移植、甲状腺功能低下、肝脏疾病、牛皮癣等患者均可有不同程度的同型半胱氨酸水平升高。

同型半胱氨酸水平升高引起动脉粥样硬化和冠心病可能与下列机制有关：血管内皮毒性作用、刺激血管平滑肌细胞增生并干扰血管平滑肌细胞的正常功能、促进血小板黏附和聚集以及导致脂肪—糖—蛋白质代谢紊乱。

同型半胱氨酸血症对心脑血管病的发病与死亡的风险影响很大。文献报道，血浆同型半胱氨酸水平每高5μmol/L则冠心病危险性男性增加60%，女性增加80%，相对危险性在男性为1.6，女性为1.8；此外，即便是轻、中度同型半胱氨酸水平升高，也可使心血管疾病死亡危险性增加4~6倍。

没有其他危险因素的心脑血管病的患者，应查血同型半胱氨酸的水平，如高于正常，服用叶酸和维生素B族药物，对患者有利。同理，多食蔬菜有利于控制同型半氨酸血水平。

（三）促凝危险因素（俗称高凝状态、血稠）

机体出现创伤，发生出血，通常会自动停止，这就是凝血过程，是机体的一种自我保护机制，以免在发生较小的损伤时由于大量出血而危及生命。目前认为，与急性脑血管病关系密切的主要促凝危险因素有血小板数量、血小板聚集率、纤维蛋白原、凝血因子Ⅶ等，调控促凝危险因素对心脑血管病的防治具有不可忽视的作用，但有关促凝危险因素与急性脑血管病的确切关系仍然需要进一步研究。

促凝危险因素可概括地分为倾向于容易出血的和倾向容易血栓形成（凝血）的。就促凝危险因素存在时间长短可分为持续存在的和近期显现的。某些易栓综合征患者，如遗传性蛋白质C缺乏、遗传性蛋白质S缺乏、活性蛋白C抵抗、红细胞增多症等，血液常常处于高凝状态。有些患者可能在一些特定的情况下，短期出现高凝状态（又称近期显现的危险因素），如妊娠晚期的高凝状态、感染后的高凝状态、获得性蛋白质C缺乏、获得性蛋白质S缺乏等。

对应促凝危险因素，应查明是哪种促凝危险因素，并按照医生的医嘱进行治疗。由于亚油酸类保健品可为花生四烯酸合成提供前体，而花生四烯酸经过代谢参与凝血过程。因此，在有促凝危险因素存在的情况下，最好不要服用。

当有代谢综合征、高同型半胱氨酸血症、高凝状态等危险因素存在时，如果患者心脑血管病风险评估达到中、高危分层，也常常需要服用改变凝血机能的药物来预防缺血性心脑血管意外的发生（参见第十二章）。

四、情绪、性格的改善

预防急性脑血管病，性格的改善，情绪、心态的调整十分重要。世界卫生组织章程序言中为健康下的定义是“健康不仅是没有疾病和病痛，而且是一种个体在身体上、精神上、社会上完全安好的状态。”为此，美国学者恩格尔（1977 年）提出了生物医学模式应逐步转变为生物—心理—社会医学模式。从哲学角度观察生物—心理—社会医学模式，是有关疾病与健康本质、关系、衍变规律的概括和总结，是涉及健康与疾病认识观的理论系统，是有关战胜疾病、维持健康的一般方法论。其对应于生物医学模式，是对自然哲学医学模式、机械论医学模式和生物医学模式的哲学上的否定。

世界卫生组织对于健康的定义说明，现代健康的含义是多元的、广泛的，包括生理、心理和社会适应性 3 个方面。就是说，健康的人不仅要有强壮的体魄和乐观向上的精神状态，而且能与其所处的社会及自然环境保持协调的关系。身体没有疾病或病痛是生物完整性的体现，良好的社会适应性是人的社会性属性的体现。心理上的完好是人的社会适应性良好的保证。

生理、心理、社会适应，三者互相独立又互相依存。

人遇到问题，不论是来自社会还是自身，都会引起心理反应，就像石头扔进水里会引起涟漪一样。如长期的人际关系不佳、工作压力、行为预期不能得到实现，会因引起的负性情绪反应而导致心理障碍。长期心理障碍容易患高血压、癌症等疾病。当人患有疾病的时候，特别是有可能引起残废、死亡的疾病的时候，会引起病人极大的心理负担，产生心烦、焦虑、不安、疑虑、悲观等心理反应甚至心理疾病，而这些疾病有可能使疾病加重，也可能使患者的社会功能受损。当然也有人把生病作为人生之路(Take illness as life way)，用以换来别人的关心、注意，用来回避自己的社会责任，用来缓解紧张的人事关系，用来回避紧张的经济状态，用来缓解紧张的学习、工作压力，用来回避现实，用来自己原谅自己。

不同的人遇到同样的问题，可能会有不同的处理方式，会引起不同的反应。同样的问题在有的人不会产生什么不良的、长时间持续的心理问题，而在有的人则会产生严重的心理问题，其原因在于他们性格不同、经历不同、处理问题的方式不同。或者说，这种因个体而异的心理反应和行为差异乃是因人而异的心理特征（性格特征）不同所然。心理特征使人在处理问题上常常采用同样的处理方式或产生同样的心理感受。比如进行 100 连续减 7 的运算，有的人采用直接减的策略，有的人采用反复的减 10 加 3 的运算策略。心理特征是从幼年开始在个体的成长中逐渐形成的。有的人出现的心理问题与心理特征（性格特征）有密切的关系。因此有意识地改善自己的性格，对于预防心理障碍有重要意义。

存在心理问题的人，常常不能认识到自己的心理问题是不能正确应对事件所致，其问题来源于自身。比如，一个患者在发现糖尿病以后，情绪低沉，认为疾病不可控制，最终将导致严重的并发症，感到前途一片渺茫，甚至悲观厌世。如果有人给予安慰，他会觉得劝他的人之所以这么说是由于他没有得病。如果同样的病人劝他，他会觉得劝他的病人之所以不在意是因为他心宽。只有与和他有同样感受的人交谈，才会有同病相怜的感觉。他很难认识到他之所以有这种想法实际上是他不能正确对待疾病和健康所致。或者说他没有认识到他在对待疾病与健康问题上的想法是错误的。他之所以不能认识到自己的这种想法是错误的，是因为对于这种涉及心理感受的认知监督（这是元认知的功能）是困难的。或者说自己认识到自己有心理障碍是困难的。由于自己对自己有心理障碍的认知常常是困难的，故心理障碍的自我治疗和自我调整也非常困难。因此患病后如果过于担心，应该及时就诊于心理门诊。

下面是世界卫生组织提出身心健康八大标准，虽然确定有无躯体疾病，特别是确定有无我们关心的高血压、糖尿病、高脂血症，并不可靠，但对于确定有无心理问题还是有参考价值的。

一是吃得快：进食时有很好的胃口，能快速吃完一餐饭而不挑剔食物。

二是便得快：一旦有便意时，能很快排泄大小便，且感觉轻松自如，在精神上有一种良好的感觉。

三是睡得快：上床能很快熟睡，且睡得深，醒后精神饱满，头脑清醒。

四是说得快：语言表达正确，说话流利。表示头脑清楚，思维敏捷，中气充足。

五是走得快：行动自如、转变敏捷。证明精力充沛旺盛。

六是有良好的个性：性格温和，意志坚强，感情丰富，具有坦荡胸怀与达观心境。

七是有良好的处世能力：看问题客观现实，具有自我控制能力，适应复杂的社会环境，对事物的变迁能始终保持良好的情绪，能保持对社会外环境与机体内环境的平衡。

八是有良好的人际关系：待人接物能大度和善，不过分计较，能助人为乐，与人为善。

此外，我们还不应忽视另一种心理状态，对疾病完全不在乎，仍然我行我素。这种人发生心脑血管病的风险极高。这种心态有可能会使患者在短期内由低危走向中危，由中危走向高危，由高危走向极高危，直至发生心脑血管意外。

我们希望正确地应对现实的心理状态是：为了健康（而不是恐惧疾病）而防病（养生），为了活得更好（而不是恐惧结局）而治病。如果在得了病之后抱有为了活得更好而治病这种心态，其外在表现是：遵循医嘱、查找病因、改变生活方式、坚持吃药、定期复查。如果出现过度烦恼、焦躁、担忧、怀疑诊断（不停地在不同医院就诊）、怀疑治疗方案、反复检讨生活过失、过分注意自己的病人身份、对预后悲观失望等，则可能是心理出现问题的表现。此时应该前往心理门诊就诊。

正确地应对高血压、糖尿病、高脂血症、肥胖、心脏病、动脉硬化、心脑血管病和相关疾病的心理状态是"在战略上藐视疾病，在战术上重视疾病"。接受现实、正视现实才有利于对疾病的预防和治疗。有时候我们认为，心理健康比躯体健康更重要。心理健康是社会适应性良好的前提。身残志不残就是最好的注释。

平衡饮食、适量运动、戒烟限酒、心理健康、参加社会活动是维护健康5大基石。

第十四章
急性脑血管病复发的预防

急性脑血管病的复发率非常高，尤其是早期。过去的流行病学调查曾显示，发生过脑血管意外的患者，5 年内的死亡率高达 48%。由此可以看出，预防急性脑血管病的复发和其他部位缺血性血管病的发生有多么重要。医学界通常把脑血管病复发的预防称之为二级预防。

亡羊补牢，犹未晚也。急性脑血管病的二级预防就是一种亡羊补牢的措施。

一、危险因素的管控

导致急性脑血管病复发的危险因素与导致首次急性脑血管病发病的危险因素相同。由于发生过急性脑血管病，因此患者的各种疾病类危险因素的危险度分层均为极高危。因此，在预防急性脑血管病复发的过程中，对第十二章和第十三章所涉及的各种危险因素的管控要更积极、更严格。缺血性脑血管病患者需要服用改变凝血机能的药物。同样，阿司匹林、阿司匹林－双嘧达莫缓释片、氯比格雷是获得循证医学支持最为充分的预防缺血性血管病复发的药物。

对于出血性脑血管病，主要是对各种危险因素的严格控制。

从什么时候开始预防急性脑血管病的复发？原则上是越早越好，只有血压控制达标除外。实际上，当你因急性脑血管意外就诊的时候，预防急性脑血管病复发的治疗大多就已经开始了，一般最迟也在就诊之后 48 小时内就开始了，只有个别情况例外（如脑梗死的患者出现了严重的出血性并发症）。因为许多治疗急性脑血管病的药物本身就是预防药物。

对待预防脑血管病复发的药物治疗的态度，应当与一级预防的态度相同。

二、情绪、心态的调整

急性脑血管病发生以后，会出现心理反应、心理障碍甚至出现心理疾病，已在第十一章和第十三章谈到过。在脑血管病二级预防中，患者的心态、情绪的调整，性格的改善，仍然是一个不容忽视的问题。有关内容参见第十三章。

附录

附表1－1　不同危险度下需要启动治疗的胆固醇水平和处理要点（mmol/L）

TC	≥3.11	≥4.14	≥5.18	≥6.22	≥6.99
低危			改变生活	改变生活＋药物治疗	改变生活＋药物治疗
中危			改变生活	改变生活＋药物治疗	改变生活＋药物治疗
高危		改变生活＋药疗	改变生活＋药物治疗	改变生活＋药物治疗	改变生活＋药物治疗
极高危	改变生活	改变生活＋药物治疗	改变生活＋药物治疗	改变生活＋药物治疗	改变生活＋药物治疗

TC：总胆固醇。如果单纯改变生活方式不能达标，应加用药物治疗。治疗目标为：

总胆固醇为＜5.18mmol/L。

极高危为＜3.11mmol/L

高危为＜4.14mmol/L

中危为＜5.18mmol/L

低危为＜6.22mmol/L。

附表1－2　不同危险度下需要启动治疗的胆固醇水平和处理要点（mg/dl）

TC	≥120	≥160	≥200	≥240	≥270
低危				改变生活	改变生活＋药物治疗
中危			改变生活	改变生活＋药物治疗	改变生活＋药物治疗

续表

TC	≥120	≥160	≥200	≥240	≥270
高危		改变生活＋药疗	改变生活＋药物治疗	改变生活＋药物治疗	改变生活＋药物治疗
极高危	改变生活	改变生活＋药物治疗	改变生活＋药物治疗	改变生活＋药物治疗	改变生活＋药物治疗

TC：总胆固醇。如果单纯改变生活方式不能达标，应加用药物治疗。治疗目标为：

总胆固醇为＜200mg/dl。

极高危为＜120mg/dl。

高危为＜160mg/dl。

中危为＜200mg/dl。

低危为＜240mg/dl。

附表1－3　不同危险度下需要启动治疗的低密度脂蛋白胆固醇水平和处理要点（mmol/L）

LDL－C	≥2.07	≥2.59	≥3.37	≥4.14	≥4.92
低危				改变生活	改变生活＋药物治疗
中危			改变生活	改变生活＋药物治疗	改变生活＋药物治疗
高危		改变生活＋药疗	改变生活＋药物治疗	改变生活＋药物治疗	改变生活＋药物治疗
极高危	改变生活＋药疗	改变生活＋药物治疗	改变生活＋药物治疗	改变生活＋药物治疗	改变生活＋药物治疗

LDL－C：低密度脂蛋白胆固醇。如果单纯改变生活方式不能达标，应加用药物治疗。治疗目标为：

低密度脂蛋白胆固醇为 <3.37mmol/L。

极高危为 <2.07mmol/L。

高危为 <2.59mmol/L。

中危为 <3.37mmol/L。

低危为 <4.14mmol/L。

附表 1－4　不同危险度下需要启动治疗的低密度脂蛋白胆固醇水平和处理要点（mg/dl）

LDL－C	≥80	≥100	≥130	≥160	≥190
低危				改变生活	药物治疗
中危			改变生活	改变生活＋药物治疗	改变生活＋药物治疗
高危		改变生活＋药疗	改变生活＋药物治疗	改变生活＋药物治疗	改变生活＋药物治疗
极高危	改变生活＋药疗	改变生活＋药物治疗	改变生活＋药物治疗	改变生活＋药物治疗	改变生活＋药物治疗

LDL－C：低密度脂蛋白胆固醇。如果单纯改变生活方式不能达标，应加用药物治疗。治疗目标为：

极高危为 80mg/dl。

高危为 100mg/dl。

中危为 130mg/dl。

低危为 160mg/dl。

附表 2 理想体重对查表（男，千克）

年龄	身高（cm）										
	140	144	148	152	156	160	164	168	172	176	180
15	41	42	43	44	45	47	48	50	53	55	58
17	44	44	45	47	48	49	51	53	55	58	61
19	45	46	47	49	50	51	53	55	57	60	63
21	47	48	49	50	51	53	54	56	59	61	64
23	48	49	50	51	52	54	55	57	59	62	65
25	48	49	50	51	52	54	56	58	60	62	66
27	48	49	50	51	53	54	56	58	60	63	66
29	49	50	51	52	53	55	56	58	60	63	66
31	49	50	51	52	54	55	57	59	61	64	67
33	50	51	52	53	54	56	57	59	62	64	67
35	50	51	52	53	55	56	58	60	62	65	68
37	51	52	53	54	55	57	58	60	62	65	68
39	51	52	53	54	55	57	59	60	63	65	69
41	51	52	53	54	56	57	59	61	63	66	69
43	51	52	53	55	56	57	59	61	63	66	69
45	52	53	54	55	56	58	59	61	63	66	69
47	52	53	54	55	56	58	60	62	64	66	70
49	52	53	54	55	57	58	60	62	64	67	70
51	52	53	54	56	57	58	60	62	64	67	70
53	52	53	54	56	57	58	60	62	64	67	70
55	52	53	54	55	57	58	60	62	64	67	70
57	52	53	54	55	56	58	59	61	64	66	69
59	52	52	53	55	56	57	59	61	63	66	69

续表

年龄	身高（cm）										
	140	144	148	152	156	160	164	168	172	176	180
61	51	52	53	55	56	57	59	61	63	66	69
63	51	52	53	55	56	57	59	61	63	66	69
65	51	52	53	55	56	57	59	61	63	66	69
67	51	52	53	55	56	57	59	61	63	66	69
69	51	52	53	55	56	57	59	61	63	66	69
71	51	52	53	55	56	57	59	61	63	66	69
73	51	52	53	55	56	57	59	61	63	66	69
75	51	52	53	55	56	57	59	61	63	66	69

附表3　理想体重对查表（女，千克）

年龄	身高（cm）										
	140	144	148	152	156	160	164	168	172	176	180
15	38	39	40	42	44	45	48	51	54	58	64
17	42	43	44	46	47	49	52	54	58	62	67
19	43	44	46	47	49	51	53	56	59	63	69
21	43	45	46	47	49	51	53	56	59	64	69
23	44	45	46	47	49	51	53	56	59	64	69
25	44	45	46	48	49	51	54	56	60	64	69
27	44	45	47	48	50	52	54	57	60	65	70
29	45	46	47	49	51	53	55	58	61	65	71
31	46	47	48	49	51	53	55	58	61	66	71
33	46	47	48	50	51	53	56	58	62	66	72
35	46	48	49	50	52	54	56	59	62	67	72

续表

年龄	身高（cm）										
	140	144	148	152	156	160	164	168	172	176	180
37	46	48	49	51	53	55	57	60	63	67	73
39	48	49	50	52	53	55	58	60	64	68	73
41	48	50	51	52	54	56	58	61	64	69	74
43	49	50	51	53	55	56	59	62	65	69	75
45	49	50	52	53	55	57	59	62	65	69	75
47	50	51	52	53	55	57	59	62	65	70	75
49	50	51	52	53	55	57	59	62	66	70	75
51	50	51	52	54	55	57	60	62	66	70	75
53	50	51	53	54	56	58	60	63	66	70	76
55	51	52	53	54	56	58	60	63	66	71	76
57	51	52	53	55	56	58	60	63	66	71	76
59	51	52	53	55	56	58	60	63	66	71	76
61	50	51	53	54	56	58	60	63	66	70	76
63	50	51	52	54	55	57	60	62	66	70	75
65	50	51	52	54	55	57	60	62	65	70	75
67	50	51	52	54	55	57	60	62	65	70	75
69	50	51	52	54	55	57	60	62	65	70	75
71	50	51	52	54	55	57	60	62	65	70	75
73	50	51	52	54	55	57	60	62	65	70	75
75	50	51	52	54	55	57	60	62	65	70	75

附表4　常见食物主要成分表

（摘自:杨月欣等:中国食物成分表2002）

食物	碳水化合物 克/100克	蛋白质 克/100克	膳食纤维 克/100克	脂肪 克/100克	胆固醇 毫克/100克	钠 毫克/100克	热量 千卡/100克
籼、粳米	75.1~78.1	7.0~12.7	0.2~2.0	0.3~3.2		0.8~6.2	334~359
糯米	75.1~78.3	7.3~9.0	0.5~2.8	0.8~3.2		1.2~4.1	343~352
香米	72.4	12.7	0.6	0.9		21.5	346
小麦粉	73.6~75.9	10.3~11.2	0.6~2.1	1.1~1.5		1.5~3.1	344~350
小米、黄米	75.1~76.9	9.0~9.7	1.6~4.4	1.5~3.1		3.3~4.3	342~358
莜麦面	67.8	12.2	4.6	7.2		2.2	336
荞麦	73	9.3	6.5	2.3		4.7	324
大麦、青稞	73.3~75.0	8.1~10.2	1.8~9.9	1.4~1.5		77(青稞)	307~339
高粱米	74.7	10.4	4.3	3.1		6.3	351
玉米面	73.1~75.2	8.0~8.1	5.6~6.2	3.3~4.5		0.5~2.3	340~341
米饭(平均)	25.9	2.6	0.3	0.3		2.5	116
挂面(平均)	75.6	10.3	0.7	0.6		184.5	346
面条(平均)	61.9	8.3	0.8	0.7		28.0	284

续表

食物	碳水化合物 克/100克	蛋白质 克/100克	膳食纤维 克/100克	脂肪 克/100克	胆固醇 毫克/100克	钠 毫克/100克	热量 千卡/100克
馒头(平均)	47	7	1.3	1.1		165.0	221
面包(平均)	58.6	8.3	0.5	5.1		230.0	312
红薯	24.7~25.2	1.1~1.4	1.0~1.6	0.2		28.5~58.2	99~104
土豆	17.2	2	0.7	0.2		2.7	76
木薯	27.8	2.1	1.6	0.3		8	116
淀粉	85.0~85.8	0.5~1.5	0.1~0.5	0~0.1		3.4~18.2	341~346
藕粉	93	0.2	0.1	0		10.8	372
粉丝	83.7~91.7	0.4~0.8	0.3~1.1	0~0.2		9.3~5.0	335
粉条	84.2	0.5	0.6	0.1		9.6	337
魔芋粉	78.8	4.6		0.1		49.9	37
黄豆(干)	34.2	35.0	15.5	16.0		2.2	359
黑豆(干)	33.6	36.0	10.2	15.9		3.0	381
青豆(干)	35.4	34.5	12.6	16.0		1.8	373

续表

食物	碳水化合物 克/100 克	蛋白质 克/100 克	膳食纤维 克/100 克	脂肪 克/100 克	胆固醇 毫克/100 克	钠 毫克/100 克	热量 千卡/100 克
绿豆(干)	62.0	21.6	6.4	0.8		3.2	316
赤豆(干)	63.4	20.2	7.7	0.6		2.2	309
芸豆(干)	62.7	19.1	5.5	1.3		12.5	317
蚕豆(干)	61.5	21.6	1.7	1.0		86.0	335
扁豆(干)	61.9	25.3	6.5	0.4		2.3	326
豇豆(干)	65.6	19.3	7.1	1.2		6.8	322
豌豆(干)	65.8	20.3	10.4	1.1		9.7	313
豆浆粉	66.8	19.7	2.2	9.4		26.4	422
豆腐	3.3	5~12.2	0.2~0.4	1.9~4.8		3.1~7.3	49~98
豆腐丝	6.2	21.5	1.1	10.5		20.6	201
豆腐干	5.1~33.3	12.1~17.9	0.3~1.6	5.7~16.7		232~663	151~336
红萝卜	4.6	1.0	0.8	0.1		62.7	20
白萝卜	5.0	0.9	1.0	0.1		61.8	21

续表

食物	碳水化合物 克/100 克	蛋白质 克/100 克	膳食纤维 克/100 克	脂肪 克/100 克	胆固醇 毫克/100 克	钠 毫克/100 克	热量 千卡/100 克
心里美萝卜	4. 9	0. 8	0. 8	0. 2		85. 4	21
青萝卜	6. 8	1. 3	0. 8	0. 2		69. 9	31
胡萝卜(红)	8. 8	1	1. 1	0. 2		71. 4	37
胡萝卜(黄)	10. 2	1. 4	1. 3	0. 2		25. 1	43
(小)水萝卜	4. 2 ~ 5. 5	0. 8 ~ 1. 1	1. 0	0. 2		9. 1 ~ 33. 5	19 ~ 20
扁豆(鲜)	6. 7 ~ 8. 2	2. 2 ~ 3. 1	1. 8 ~ 2. 6	0. 2 ~ 0. 3		3. 4 ~ 9. 5	37
蚕豆(鲜)	19. 5	8. 8	3. 1	0. 4		4. 0	104
毛豆(鲜)	10. 5	13. 1	4. 0	5. 0		3. 9	123
豌豆(鲜)	21. 2	7. 4	3. 0	0. 3		1. 2	105
豇豆(鲜)	5. 8 ~ 5. 9	2. 7 ~ 2. 9	1. 8 ~ 2. 3	0. 2 ~ 0. 3		2. 2 ~ 4. 6	29
荷兰豆	4. 9	2. 5	1. 4	0. 3		8. 8	27
茄子(平均)	4. 9	1. 1	1. 3	0. 2		5. 4	21
西红柿	4. 0	0. 9	0. 5	0. 2		5	19

续表

食物	碳水化合物 克/100 克	蛋白质 克/100 克	膳食纤维 克/100 克	脂肪 克/100 克	胆固醇 毫克/100 克	钠 毫克/100 克	热量 千卡/100 克
红辣椒(鲜)	8.9	1.3	3.2	0.4		2.6	32
青辣椒	5.8	1.4	2.1	0.3		2.2	23
甜椒(柿椒)	5.4	1.0	1.4	0.2		3.3	22
冬瓜	2.6	0.4	0.7	0.2		1.8	11
葫芦	3.5	0.7	0.8	0.1		0.6	15
黄瓜	2.9	0.8	0.5	0.2		4.9	15
苦瓜	4.9	1.0	1.4	0.1		2.5	19
南瓜	5.3	0.7	0.8	0.1		0.8	22
丝瓜	4.2	1.0	0.6	0.2		2.6	20
西葫芦	3.8	0.8	0.6	0.2		5	18
大蒜	27.6~29.6	4.5~5.2	1.1~1.2	0.2		8.3~19.6	126~136
蒜薹	15.4	2.0	2.5	0.1		3.8	61
蒜苗	8.0	2.1	1.8	0.4		5.1	37

续表

食物	碳水化合物 克/100 克	蛋白质 克/100 克	膳食纤维 克/100 克	脂肪 克/100 克	胆固醇 毫克/100 克	钠 毫克/100 克	热量 千卡/100 克
葱	4. 9 ~ 10. 2	1. 6 ~ 2. 5	0. 7 ~ 1. 3	0. 1 ~ 0. 7		3. 4 ~ 10. 4	24 ~ 46
韭菜	4. 6	2. 4	1. 4	0. 4		8. 1	26
洋葱	9. 0	1. 1	0. 9	0. 2		4. 4	39
白菜(平均)	3. 2	1. 5	0. 8	0. 1		57	17
油菜	1. 6 ~ 3. 8	1. 3 ~ 1. 8	0. 7 ~ 1. 1	0. 2 ~ 0. 5		53. 0 ~ 55. 8	11 ~ 23
元白菜	4. 6	1. 5	1. 0	0. 2		27. 2	22
菜花	4. 6	2. 1	1. 2	0. 2		31. 6	24
西兰花	4. 3	4. 1	1. 6	0. 6		18. 8	33
雪里红(鲜)	4. 7	2	1. 6	0. 4		30. 5	24
盖菜	2. 0	1. 8	1. 2	0. 4		29. 0	14
菠菜(红根)	4. 5	2. 6	1. 7	0. 3		85. 2	24
苦菜	10. 0	2. 8	5. 4	2. 8		8. 7	35
芹菜	3. 9 ~ 5. 9	0. 8 ~ 2. 6	1. 2 ~ 2. 2	0. 1 ~ 0. 6		73. 8 ~ 159. 0	14 ~ 20

续表

食物	碳水化合物 克/100 克	蛋白质 克/100 克	膳食纤维 克/100 克	脂肪 克/100 克	胆固醇 毫克/100 克	钠 毫克/100 克	热量 千卡/100 克
香菜	6.2	1.8	1.2	0.4		48.5	31
苋菜	5.0~5.9	2.8	1.8~2.2	0.3~0.4		32.4~42.3	25
生菜	2.1	1.4	0.6	0.4		80	15
莴苣	2.8	1.0	0.6	0.1		36.5	14
莴苣叶	3.6	1.4	1.0	0.2		39.1	18
笋类(鲜)	3.6~6.7	2.2~4.1	0.8~6.6	0.1~0.2		0.4~5.2	19~40
茴香	4.2	2.5	1.6	0.4		186.3	24
茼蒿	3.9	1.9	1.2	0.3		161.3	21
藕	16.4	1.9	1.2	0.2		44.2	70
荸荠	14.2	1.2	1.1	0.2		15.7	59
山药(鲜)	12.4	1.9	0.8	0.2		18.6	56
芋头(鲜)	18.1	2.2	1.0	0.2		33.1	79
姜(鲜)	3.7~10.3	0.7~1.3	0.9~2.7	0.6		1.9~14.9	41

续表

食物	碳水化合物 克/100 克	蛋白质 克/100 克	膳食纤维 克/100 克	脂肪 克/100 克	胆固醇 毫克/100 克	钠 毫克/100 克	热量 千卡/100 克
鲜菇类	2.7～6.0	2.2～4.2	1.5～3.3	0.1～0.4		1.4～8.3	19～26
木耳(干)	65.6	12.1	29.9	1.5		48.5	205
银耳(干)	67.3	10.0	30.4	1.4		82.1	200
海带(干)	23.4	1.8	6.1	0.1		327.4	77
紫菜(干)	44.1	26.7	21.6	1.1		710.5	207
苹果(平均)	13.5	0.2	1.2	0.2		1.6	52
梨(平均)	13.3	0.4	3.1	0.2		2.1	44
红果(鲜)	25.1	0.5	3.1	0.6		5.4	95
桃(平均)	12.2	0.9	1.3	0.1		5.7	48
李子(鲜)	8.7	0.7	0.9	0.2		3.8	36
杏(鲜)	9.1	0.9	1.3	0.1		2.3	36
枣(鲜)	30.5	1.1	1.9	0.3		1.2	122
樱桃(鲜)	10.2	1.1	0.3	0.2		8.0	46

续表

食物	碳水化合物 克/100 克	蛋白质 克/100 克	膳食纤维 克/100 克	脂肪 克/100 克	胆固醇 毫克/100 克	钠 毫克/100 克	热量 千卡/100 克
葡萄(平均)	10.3	0.5	0.4	0.2		1.3	43
石榴(鲜)	18.7	1.4	4.8	0.2		0.9	63
柿子(鲜)	18.5	0.4	1.4	0.1		0.8	71
中华猕猴桃	14.5	0.8	2.6	0.6		10.0	56
草莓(鲜)	7.1	1.0	1.1	0.2		4.2	30
柑橘(平均)	11.9	0.7	0.4	0.2		1.4	51
香蕉(鲜)	22.0	1.4	1.2	0.2		0.8	91
菠萝(鲜)	10.8	0.5	1.3	0.1		0.8	41
荔枝(鲜)	16.6	0.9	0.5	0.2		1.7	70
芒果(鲜)	8.3	0.6	1.3	0.2		2.8	32
木瓜(鲜)	7.0	0.4	0.8	0.1		28.0	27
椰子(鲜)	31.3	4.0	4.7	12.1		55.6	231
哈密瓜(鲜)	7.9	0.5	0.2	0.1		26.7	34

续表

食物	碳水化合物 克/100 克	蛋白质 克/100 克	膳食纤维 克/100 克	脂肪 克/100 克	胆固醇 毫克/100 克	钠 毫克/100 克	热量 千卡/100 克
其他瓜类	2.0～8.1	0.4～0.7	0.1～3.2	0.1～0.5		1.6～8.8	9～34
花生仁(生)	21.7	24.8	5.5	44.3		3.6	563
核桃	19.1	14.9	9.5	58.8		6.4	627
杏仁	23.9	22.5	8.0	45.4		8.3	562
板栗(干)	78.4	5.3	1.2	1.7		8.5	345
葵花子	19.1	23.9	6.1	49.9		5.5	591
芝麻	24.0～31.5	18.4～19.1	9.8～14.0	39.9～46.1		8.33～2.2	517～531
肥猪肉(生)	0	21.4	0	88.6	109.0	19.5	807
瘦猪肉(生)	1.5	20.3	0	6.2	81.0	57.5	143
猪脑(生)	0	10.8	0	9.8	2571.0	130.7	131
猪头肉(生)	12.7	11.8	0	44.6	304.0	72.4	499
猪蹄(生)	0	22.6	0	18.8	192	101.0	260
猪内脏(生)	0～5.0	10.0～19.0	0	2.0～18.1	151～354	26.1～204.0	65～137

续表

食物	碳水化合物 克/100 克	蛋白质 克/100 克	膳食纤维 克/100 克	脂肪 克/100 克	胆固醇 毫克/100 克	钠 毫克/100 克	热量 千卡/100 克
牛肉(生)	2.0	19.9	0	4.2	84.0	84.2	125
瘦牛肉(生)	1.2	20.2	0	2.3	58.0	53.6	106
牛脑(生)	0.1	12.5	0	11.0	2447.0	185.0	149
牛内脏(生)	0~6.2	11.0~19.8	0	1.6~13.3	92.0~306.0	28.0~180.8	66~139
羊肉(生)	0	19.0	0	14.1	92.0	80.6	203
瘦羊肉(生)	0.2	20.5	0	3.9	60.0	69.4	118
羊脑(生)	0.1	11.3	0	10.7	2004.0	151.8	142
羊内脏(生)	0~7.4	12.2~17.9	0	2.4~3.6	124~349.0	48.8~146.2	87~142
兔肉(生)	0.9	19.7	0	2.2	59.0	45.1	102
鸡肉(生)	0~5.8	16.7~22.3	0	2.3~35.4	74.0~166.0	47.8~81.9	111~389
火鸡(生)	0~2.8	20.0~22.4	0	0.2~1.2	49.0~58.0	93.7~168.0	91
鸭肉(生)	0.2	15.5	0	19.7	94.0	69.0	240
鹅肉(生)	0	17.9	0	19.9	74.0	58.8	251

续表

食物	碳水化合物 克/100克	蛋白质 克/100克	膳食纤维 克/100克	脂肪 克/100克	胆固醇 毫克/100克	钠 毫克/100克	热量 千卡/100克
鸡蛋	2.8	13.3	0	8.8	585.0	131.5	144
鸡蛋黄	3.4	15.2	0	28.2	1510.0	54.9	328
鸭蛋	3.1	12.6	0	13.0	565.0	106.0	180
鸭蛋黄	4.0	14.5	0	33.8	1576.0	30.1	378
松花蛋	6.3	12.7	0	12.7	647.0	542.7	171
牛乳(平均)	3.4	3.0		3.2	15.0	37.2	54
全脂牛奶粉	47.4~54.0	19.9~22.5		18.9~23.4	68.0~110.0	247~567.8	466~490
羊乳	5.4	1.5		3.5	31.0	20.6	59
全脂羊奶粉	49.0	18.8		25.2	75.0	20.6	498
奶酪	3.5	25.7		23.5	11.0	584.6	328
奶油	0.9	0.7		97.0	209.0	268.0	879
鲫鱼	3.8	17.1		2.7	130.0	41.2	108
鲤鱼	0.5	17.6		4.1	84.0	53.7	109

续表

食物	碳水化合物 克/100 克	蛋白质 克/100 克	膳食纤维 克/100 克	脂肪 克/100 克	胆固醇 毫克/100 克	钠 毫克/100 克	热量 千卡/100 克
草鱼	0	16.6		5.2	86.0	46.0	113
青鱼	0	20.1		4.2	108.0	47.4	118
鲢鱼	0	17.8		3.6	99.0	57.5	104
鳜鱼	0	19.9		4.2	124.0	68.6	117
鲇鱼(鲶鱼)	0	17.3		3.7	163.0	49.6	103
罗非鱼	1.0	16.0		1.0	54.0	66.8	77
鳝鱼	1.2	18.0		1.4	126	70.0	89
大小黄鱼	0.1 ~ 0.8	17.7 ~ 17.9		2.5 ~ 3.0	74.0 ~ 86.0	103 ~ 120.3	97 ~ 99
带鱼	3.1	17.7		4.9	76.0	150.1	127
鲈鱼	0	18.6		3.4	86.0	144.1	105
鲳鱼(平鱼)	0	18.5		7.3	77.0	62.5	140
鳕鱼	0.5	20.4		0.5	114.0	130.3	88
对虾	1.6 ~ 2.8	18.3 ~ 18.6		0.5 ~ 0.8	183 ~ 193.0	133 ~ 165.2	84 ~ 93
基围虾	3.9	18.2		1.4	181.0	172.0	101

续表

食物	碳水化合物 克/100 克	蛋白质 克/100 克	膳食纤维 克/100 克	脂肪 克/100 克	胆固醇 毫克/100 克	钠 毫克/100 克	热量 千卡/100 克
河虾	0	16.4		2.4	240.0	240.0	87
海蟹	4.7	13.8		2.3	125.0	260.0	95
河蟹	2.3	17.5		2.6	267.0	193.5	103
牡蛎	8.2	5.3		2.1	100.0	462.1	73
扇贝(鲜)	2.6	11.1		0.6	140.0	339.0	60
蛤蜊(平均)	2.8	10.1		1.1	156.0	425.7	62
螺蛳(平均)	6.6	15.7		1.2	86198.0	153.3	100
乌贼	0~3.4	15.2~17.4		0.9~1.6	226~268.0	110~165.5	83~84
章鱼	1.4	10.6~18.9		0.4	114	288.1	52
甲鱼	2.1	17.8		4.3	101.0	96.9	118
蛙	0	20.5		1.2	40.0	11.8	93
动物油	0~8.0	0		88~99.7	83.0~153.0	9.4~13.2	824~897
植物油	0	0		99.8~99.9		0.6~10.5	898~900
精盐						39311.0	0

续表

食物	碳水化合物 克/100 克	蛋白质 克/100 克	膳食纤维 克/100 克	脂肪 克/100 克	胆固醇 毫克/100 克	钠 毫克/100 克	热量 千卡/100 克
味精	26.5	40.1		0.2		8160.0	268
酱油	10.1	5.6		0.1		5757.0	63
豆瓣酱	17.1	13.6	1.5	6.8		6012.0	178
醋	4.9	2.1		0.3		262.1	31
白糖	98.9～99.9					0.4～2.0	396～400
红糖	96.6	0.7				18.3	389
蜂蜜	75.6	0.4		1.9		0.3	321
酵母(鲜)	23.9	2.6				13.6	106
白腐乳	4.8	10.9	0.9	8.2		2460.0	133
红腐乳	8.2	12.0	0.6	8.1		3091.0	151
臭豆腐	3.9	11.6	0.8	7.9		2012.0	130

注：1. 58.5 毫克氯化钠中含有的钠 23 毫克。每摄入 23 毫克钠相当于摄入食盐 58.5 毫克。

2. 血糖生成指数是指摄入含有 50 克有价值的碳水化合物和相当量的葡萄糖或白面包在一定时间内(一般是 2 小时)体内血糖应答水平的百分比值。其公式如下：

血糖生成指数 =（含 50 克碳水化合物的食物的餐后血糖/50 克葡萄糖的餐后血糖）* 100

附表5 高脂血症膳食控制方案

食物类别	限制量	选择品种	减少和避免品种
肉类	75克/日	瘦肉、牛肉、羊肉、去皮畜肉、鱼	肥肉、畜肉、加工肉制品、鱼子、鱿鱼、动物内脏
蛋类	3~4个/周	鸡蛋、鸭蛋、蛋清	蛋黄
奶类	250克/日	牛奶、酸奶	全脂奶粉、奶酪等
食用油	20克/日	花生油、菜籽油、豆油、葵花子油、色拉油、调和油、香油	棕榈油、猪油、牛羊油、奶油、鸡鸭油、黄油
糕点、甜食、油炸食		建议不吃	油饼、油条、炸糕、奶油蛋糕、冰淇淋、雪糕
糖类	10克/日	白糖、红糖	
新鲜蔬菜	400~500克/日	深绿叶菜、红黄色蔬菜	各种水果
新鲜水果	50克/日	各种水果	加工果汁、加糖果味饮料
盐	6克/日		黄酱、豆瓣酱、咸菜
谷类	男：500克/日 女：400克/日	米、面、杂粮	
干豆	30克/日	黄豆、豆腐、豆制品（或豆腐150克，豆腐干45克）	油豆腐、豆腐泡、素什锦

注：为脑力劳动或轻体力劳动、体重正常者。

附表6　高脂血症膳食供热成分比例和胆固醇摄入控制方案

营养素	建议
总脂肪	≤30%
饱和脂肪酸	≤7%
多不饱和脂肪酸	8%～10%
单不饱和脂肪酸	12%～14%
碳水化合物	≥55%
蛋白质	15%
胆固醇	<200mg/日
总热量	达到保持理想体重